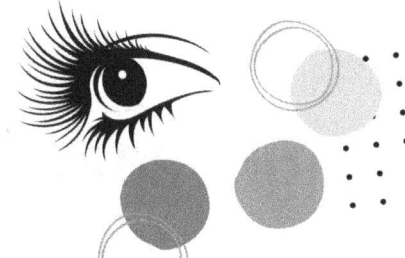

# Make-up Artist
# FACE CHART
## Arbeitsbuch
## Von Anfänger bis Fortgeschritten

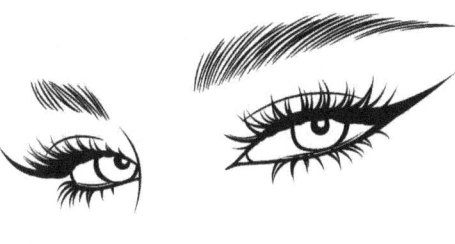

Niky Jadesson

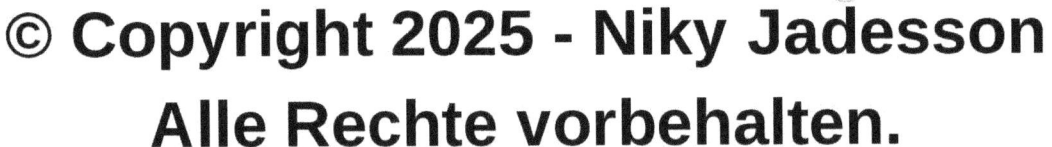

# © Copyright 2025 - Niky Jadesson
# Alle Rechte vorbehalten.

Kein Teil dieses Buches darf ohne vorherige schriftliche Genehmigung des Autors oder Verlags in irgendeiner Form oder mit irgendwelchen Mitteln - elektronisch, mechanisch, durch Fotokopie, Aufzeichnung oder auf andere Weise - vervielfältigt, in einem Abrufsystem gespeichert oder übertragen werden.

**Rechtlicher Hinweis:**

Diese Veröffentlichung ist urheberrechtlich geschützt. Sie ist ausschließlich für den persönlichen, schulischen und nicht-kommerziellen Gebrauch bestimmt. Das Kopieren, Verändern, Verkaufen oder Verteilen von Teilen dieses Buches ohne schriftliche Zustimmung ist strengstens untersagt.

**Haftungsausschluss:**

Dieses Arbeitsbuch wurde zu Bildungs- und Übungszwecken erstellt. Obwohl alle Anstrengungen unternommen wurden, um genaue und hilfreiche Informationen bereitzustellen, geben Autor und Verlag keinerlei Garantien in Bezug auf Ergebnisse oder Erfolge. Der Inhalt ist allgemeiner Natur und sollte nicht als professionelle Beratung verstanden werden. Der Leser wird ermutigt, eigenes Urteilsvermögen auszuüben. Autor und Verlag lehnen jede Haftung ab, die sich aus der Nutzung dieses Buches ergibt.

**Vielen Dank, dass Sie die Rechte des Urhebers respektieren!**

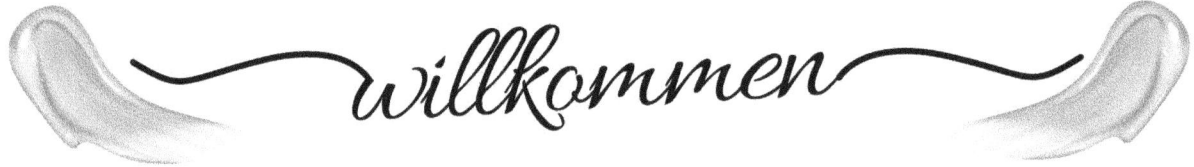

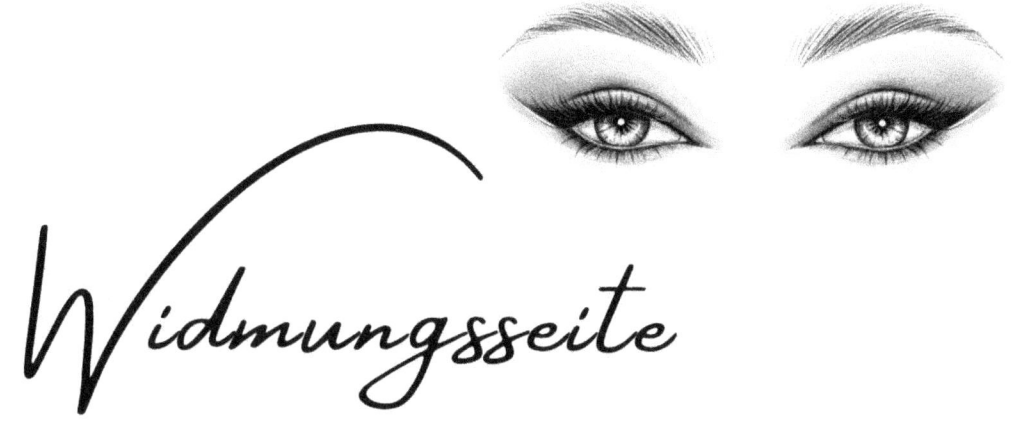

# Widmungsseite

Für alle Make-up-Liebhaber, die Schönheit Strich für Strich entdecken,

Dieses Buch ist für dich gemacht: zum Ausprobieren, Lernen und um dich frei auszudrücken.

Möge jede Seite deine Kreativität beflügeln, dein Selbstvertrauen stärken und dich daran erinnern, dass jedes Gesicht eine Leinwand ist.

Und für die Mentoren, Freunde und Lieben, die diesen Weg unterstützen: Danke, dass ihr die wahre Inspiration hinter dieser Kunst seid.

**Mit Liebe und Leidenschaft,**

*Niky Jadesson*

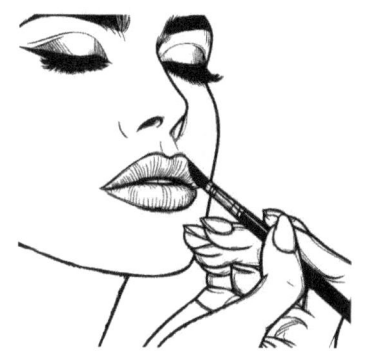

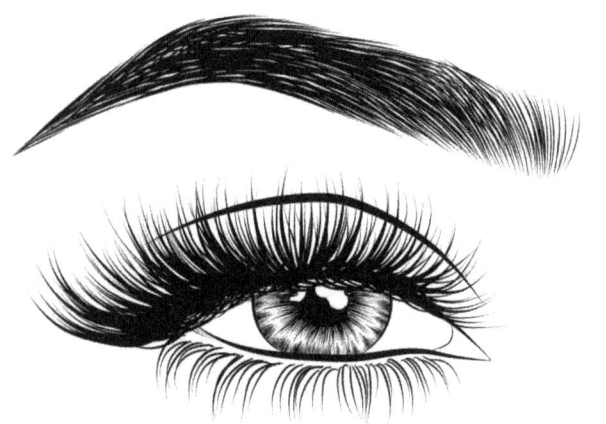
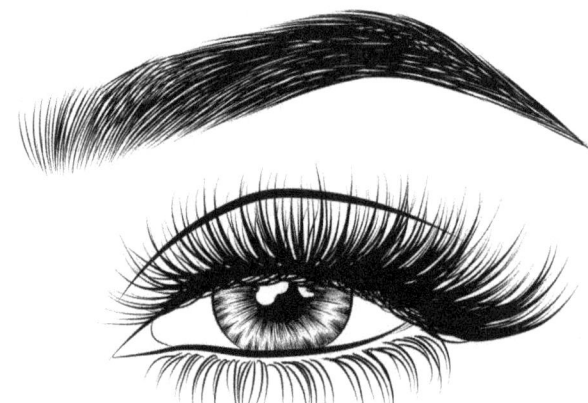

*Make-up Artist*

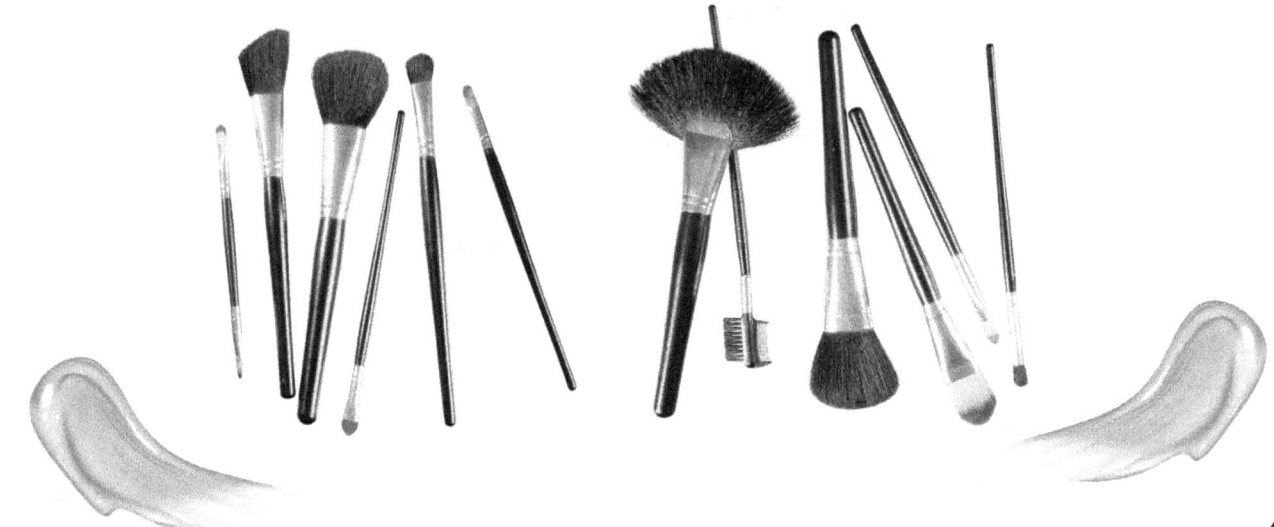

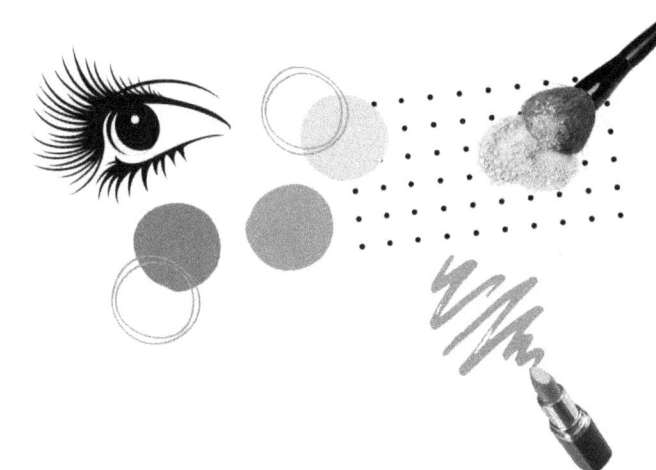

# Dieses Buch gehört:

_____

_____

_____

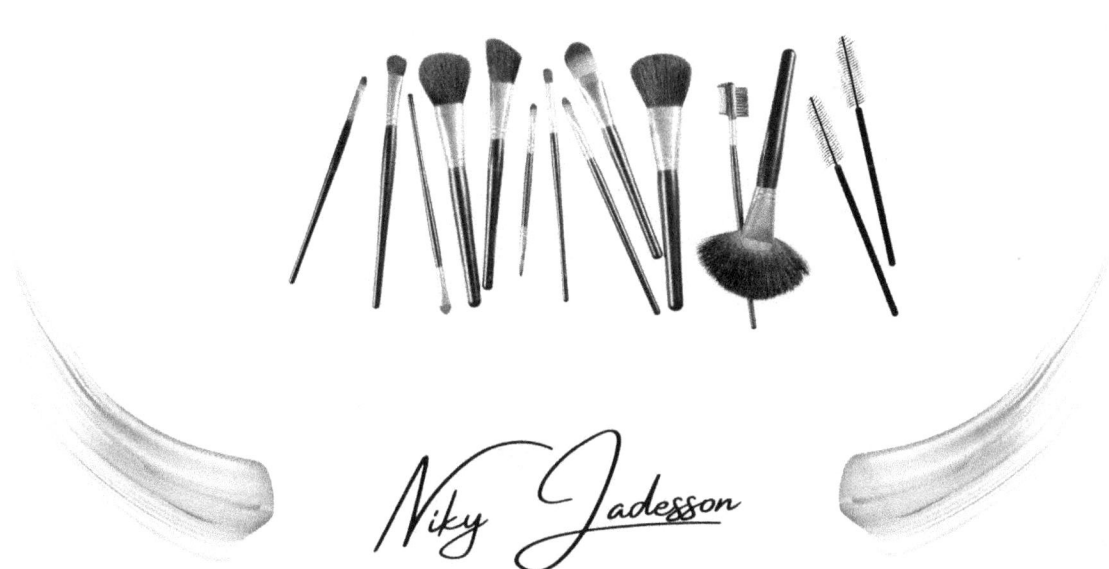

*Niky Jadesson*

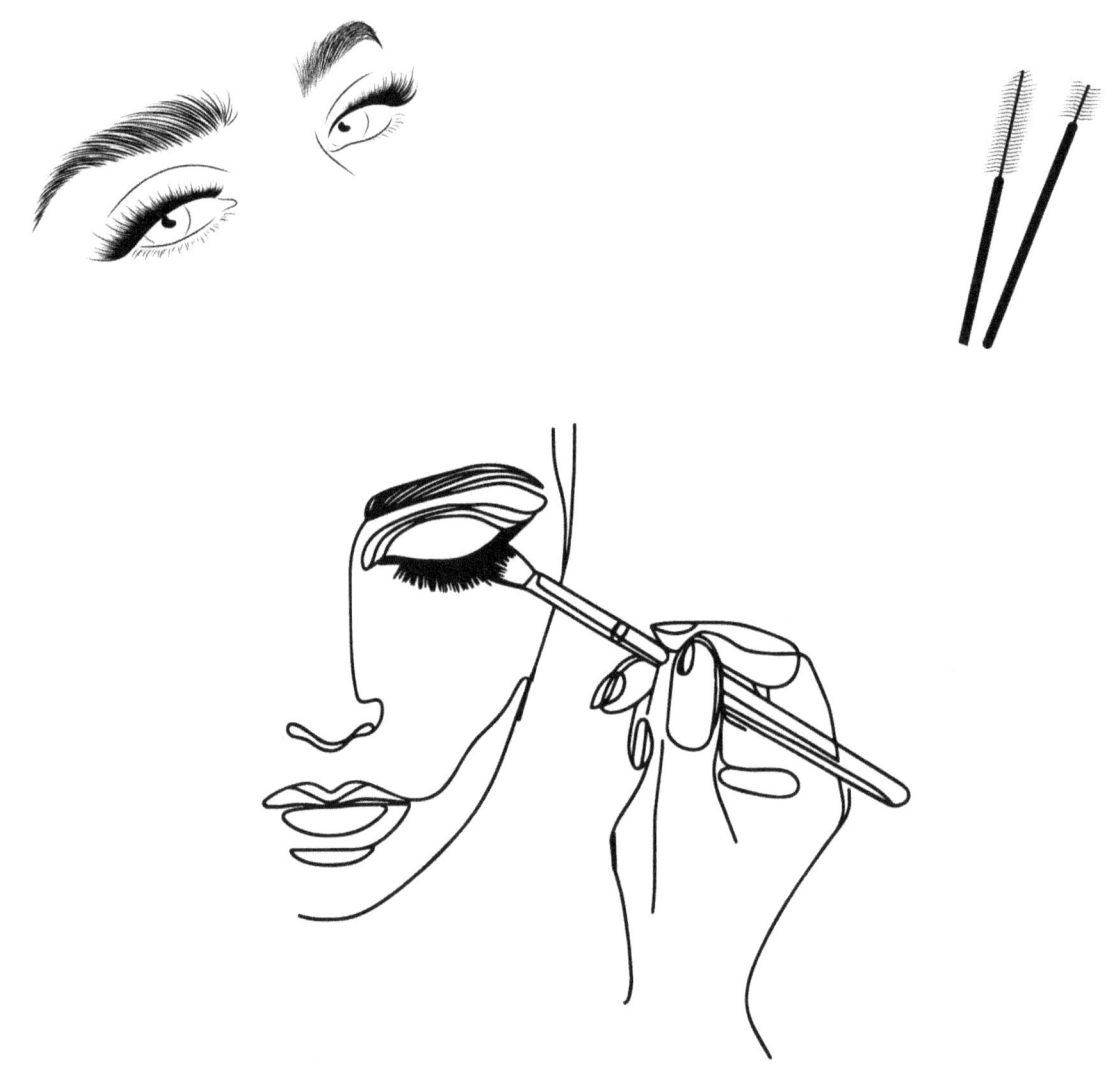

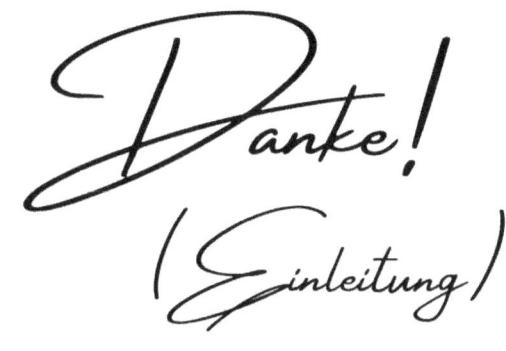
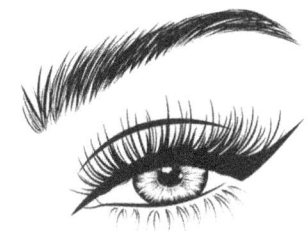

# Danke! (Einleitung)

**Liebe Freundin, lieber Freund,**

**vielen Dank, dass du dich für dieses Arbeitsbuch entschieden hast!**

Ich hoffe, es inspiriert dich, zu experimentieren, zu lernen und die Kunst des Make-ups zu genießen. Jede Seite ist eine Einladung, deine Kreativität zu entfalten und dein Selbstvertrauen wachsen zu lassen.

Wenn du über zukünftige Bücher informiert bleiben oder dein Feedback teilen möchtest, freue ich mich von dir zu hören. Suche einfach nach „**Niky Jadesson Bücher**" online.

Deine Unterstützung bedeutet die Welt. Wenn dir dieses Buch gefallen hat, hilft schon eine kurze Rezension dabei, dass andere Leser es entdecken - und unterstützt unabhängiges Publizieren.

  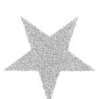  

**Mit Dankbarkeit,**

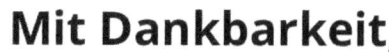
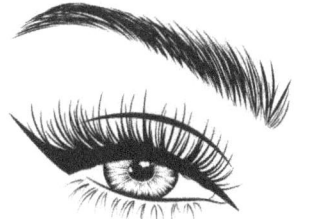
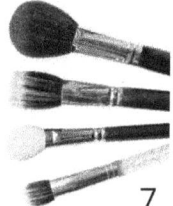

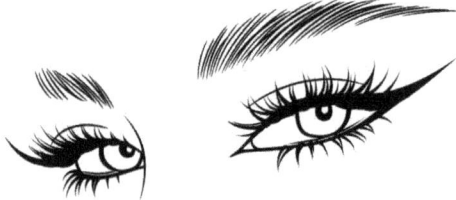
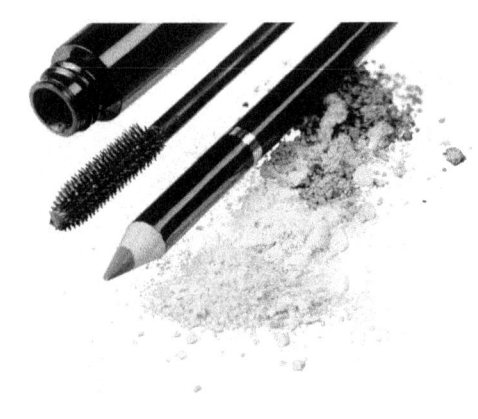
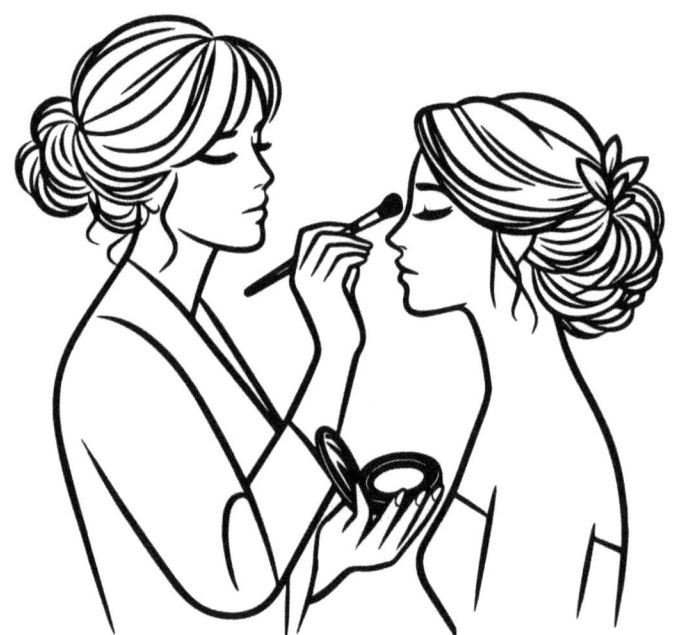

# Make-up Artist

# Autogramm / Mit Liebe signiert

Liebe/r _____,

Dieses Arbeitsbuch ist für dich - um zu üben, zu gestalten und deine einzigartige Schönheit zu feiern.

Möge es dich daran erinnern, dass jeder Look, den du entwirfst, ein Schritt zur Meisterschaft deiner Kunst ist.

Von ganzem Herzen,

_____
(Unterschrift)

Datum: _____

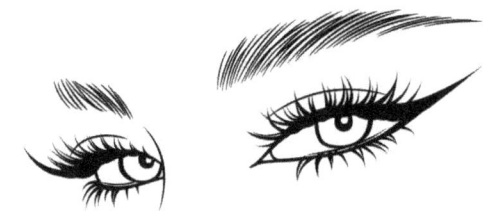

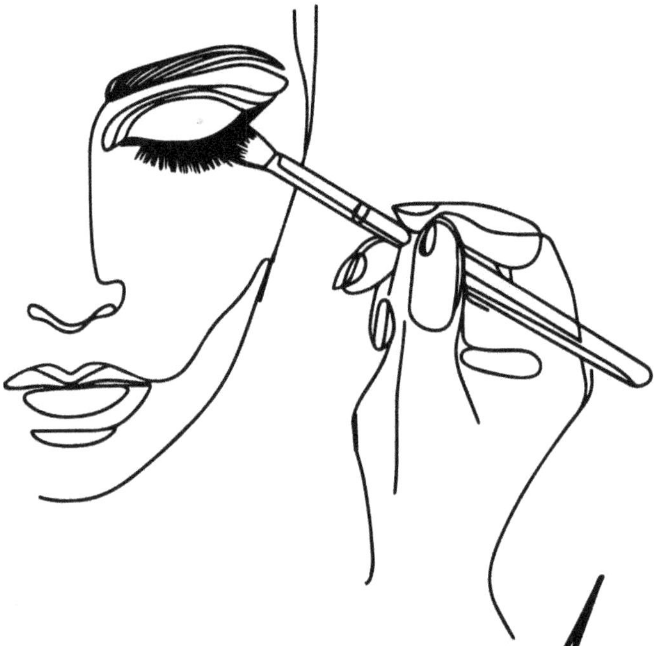

# Make-up Artist

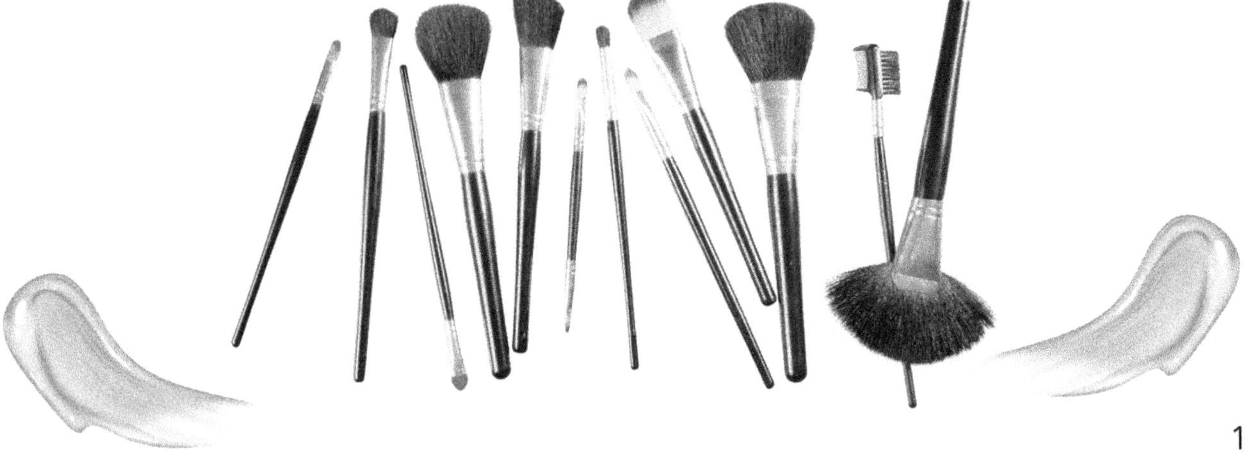

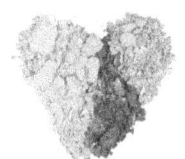

# Inhaltsverzeichnis

**Teil I - Einführungsseiten**

1. Titelseite .................................................................................. 1
2. Copyright-Seite ........................................................................ 2
3. Widmungsseite ........................................................................ 3
4. Dieses Buch gehört ................................................................. 5
5. Danke! (Einleitungsnachricht) ................................................. 7
6. Autogramm / Mit Liebe signiert ............................................... 9
7. Inhaltsverzeichnis ................................................................ 11-12
8. Willkommen! ........................................................................... 13
9. Vorwort der Autorin ................................................................. 15
10. So verwendest du dieses Arbeitsbuch .................................. 17

**Teil II - Ausbildung & Grundlagen**

11. Eine kurze Geschichte des Make-ups - Von der Antike bis heute ... 18
12. Moderne Make-up-Trends - Natürlich, Contouring, Glam & Künstlerische Styles ............................................................. 19
13. Hautvorbereitung & Basisprodukte - Hautpflege, Primer, Foundation, Concealer, Puder ................................................ 20
14. Grundlagen des Augen-Make-ups - Lidschatten, Verblenden, Eyeliner, Künstliche Wimpern ................................................ 21
15. Augenbrauen - Form, Techniken, Styles ................................ 22
16. Lippen - Lipliner, Lippenstift, Gloss, Volumentechniken ......... 23
17. Tools & Pinsel - Pinsel, Schwämmchen, Pflege & Reinigung ... 24
18. Frischer Tageslook - (Schritt für Schritt) ................................. 25
19. Eleganter Abendlook - (Schritt für Schritt) .............................. 26
20. Häufige Make-up-Fehler - (und wie man sie vermeidet) ........ 27
21. Tipps & Tricks von Make-up-Artists ........................................ 28

# Inhaltsverzeichnis

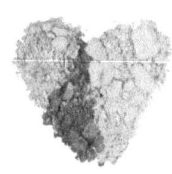

**Teil II - Ausbildung & Grundlagen (Fortsetzung)**

22. Schritt-für-Schritt-Anleitung für dieses Arbeitsbuch ...... 29
23. Make-up-Grundlagen: Schritt für Schritt ...... 30
24. Schneller & einfacher natürlicher Make-up-Look ...... 31

**Teil III - Arbeitsbuch & Praxis**

25. Make-up-Übungsanleitung & Notizen ...... 32, 39, 45, 50, 58, 66, 74, 82, 87, 92, 97, 102
26. Inspiration: Natürlicher Look ...... 33
27. Face-Chart-Vorlagen - Offene Augen und Geschlossene Augen ...... 34-36, 40-42, 46-48, 51-56, 59-64, 67-72, 75-80, 83-85, 88-90, 93-95, 98-100, 103-108
28. Deine Notizen & Inspirationsfotos ...... 37, 43, 49, 57, 65, 73, 81, 86, 91, 96, 101
29. Inspiration: Smokey-Eyes-Look ...... 38
30. Red Carpet Glam - Inspirationsguide ...... 44

★ „Face-Chart-Vorlagen und Übungsseiten wiederholen sich über mehrere Kapitel hinweg für strukturiertes Training und Abwechslung."

**Teil IV - Abschluss & Extras**

31. Checkliste für Make-up-Artists ...... 109
32. Meine Lieblingsprodukte - Platz für Notizen ...... 110
33. Mein persönliches Make-up-Journal ...... 111
34. Herzlichen Glückwunsch! Geschafft! ...... 113
35. Danke! (Abschließende Nachricht) ...... 115
36. Danke, dass du dieses Buch gewählt hast! ...... 116
37. Über die Autorin ...... 117
38. Glossar der Make-up-Begriffe ...... 118-119

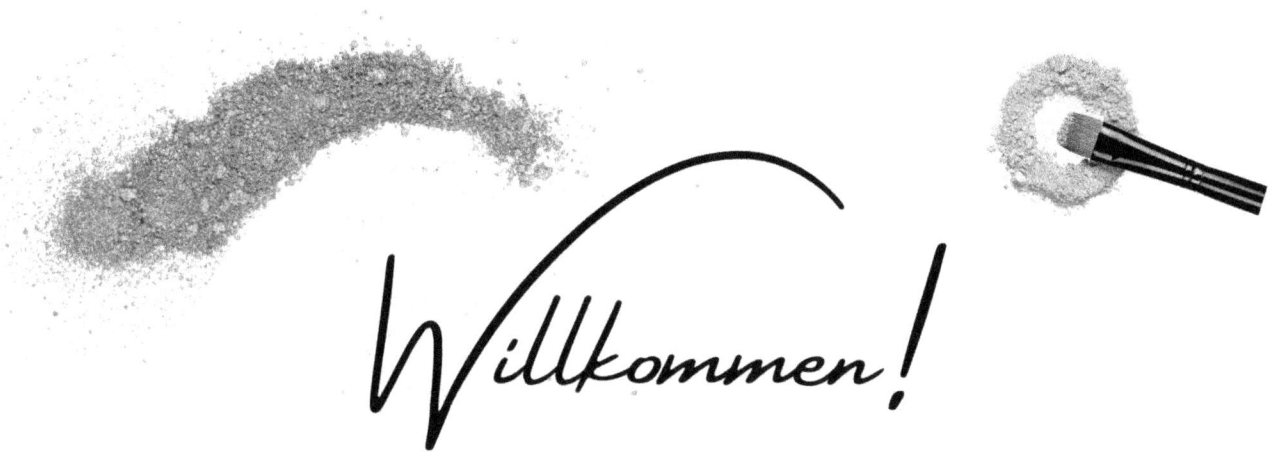

# Willkommen!

**Danke, dass du dieses Buch gewählt hast!**

Make-up ist mehr als Produkte und Farben - es ist eine Kunstform. Wie jeder große Künstler brauchst du sowohl Übung als auch die richtigen Werkzeuge, um deine Vision zum Leben zu erwecken.

Dieses Arbeitsbuch wurde entwickelt, damit du Looks erkunden, Techniken ausprobieren und deine Fähigkeiten verbessern kannst, während du atemberaubende Styles kreierst.
Nimm dir Zeit, probiere verschiedene Stile aus - und vor allem: genieße den Prozess.

Ob du gerade erst beginnst oder schon Erfahrung hast, dies ist dein kreativer Raum, um zu wachsen und zu strahlen.

**Wir fühlen uns geehrt, Teil deiner Reise zu sein.**

**Viel Freude beim Gestalten!**

*Niky Jadesson*

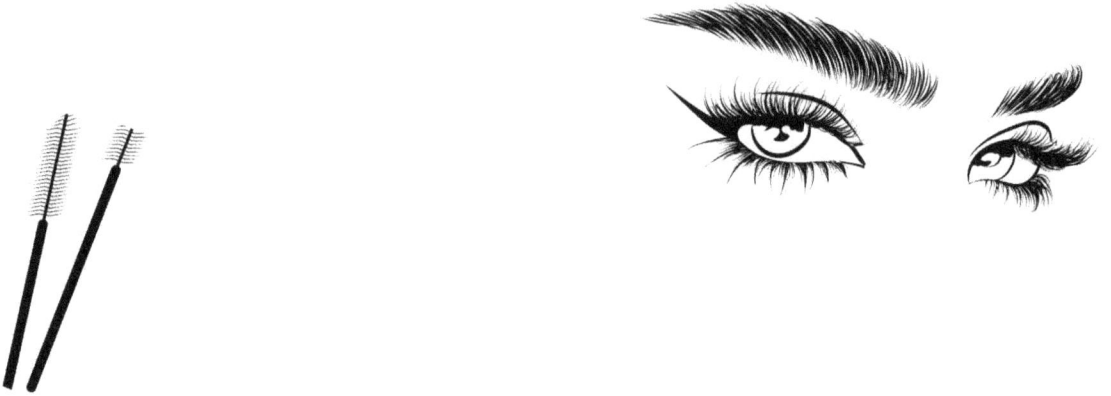
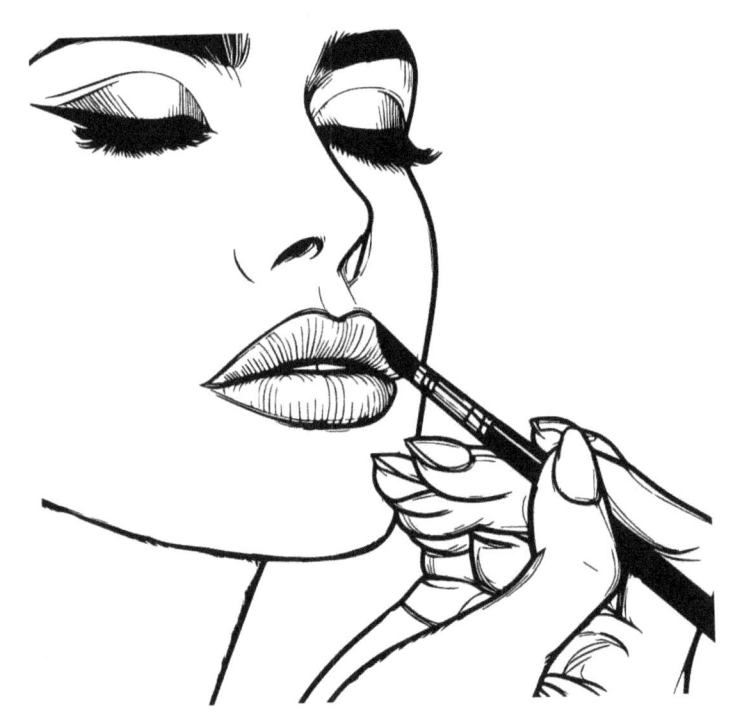

Make-up Artist

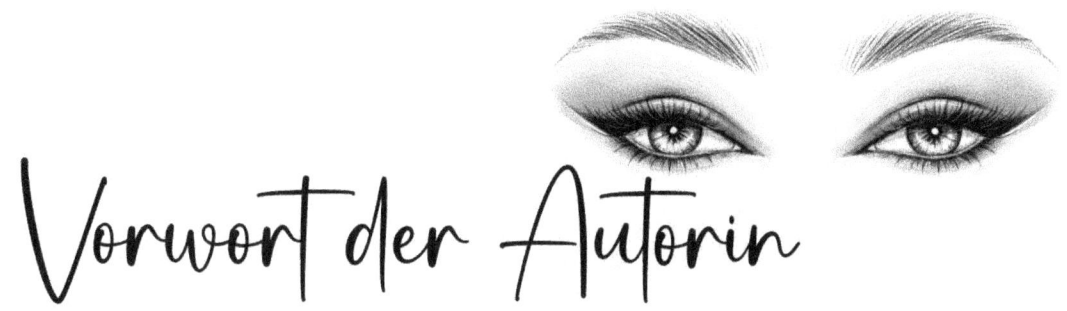

# Vorwort der Autorin

## Liebe Leserin, lieber Leser,

Willkommen zu dieser kreativen Reise in die Welt des Make-ups. Dieses Buch wurde mit einem Ziel geschrieben: dir einen Raum zu geben, in dem Lernen auf Praxis trifft - und wo jede Seite neue Inspiration wecken kann.

Darin findest du sowohl Orientierung als auch Freiheit. Orientierung durch Erklärungen zu Make-up-Grundlagen und professionelle Tipps. Freiheit durch Face-Charts und Übungsseiten, auf denen deiner Fantasie keine Grenzen gesetzt sind.

Make-up ist persönlich. Es geht um Ausdruck, Selbstbewusstsein und Spaß. Ich hoffe, dass diese Seiten dich inspirieren, weiter zu experimentieren, den Prozess zu genießen und Schönheit als die Kunst zu sehen, die sie wirklich ist.

## Mit Leidenschaft und Dankbarkeit,
## Niky Jadesson

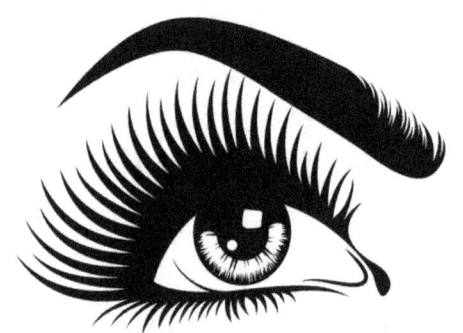

*Make-up Artist*

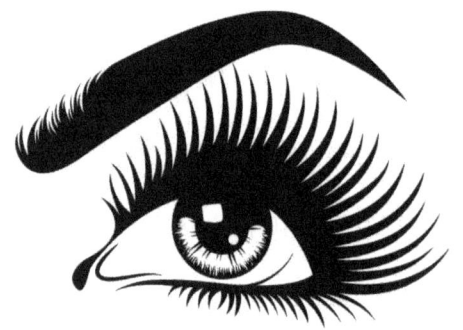

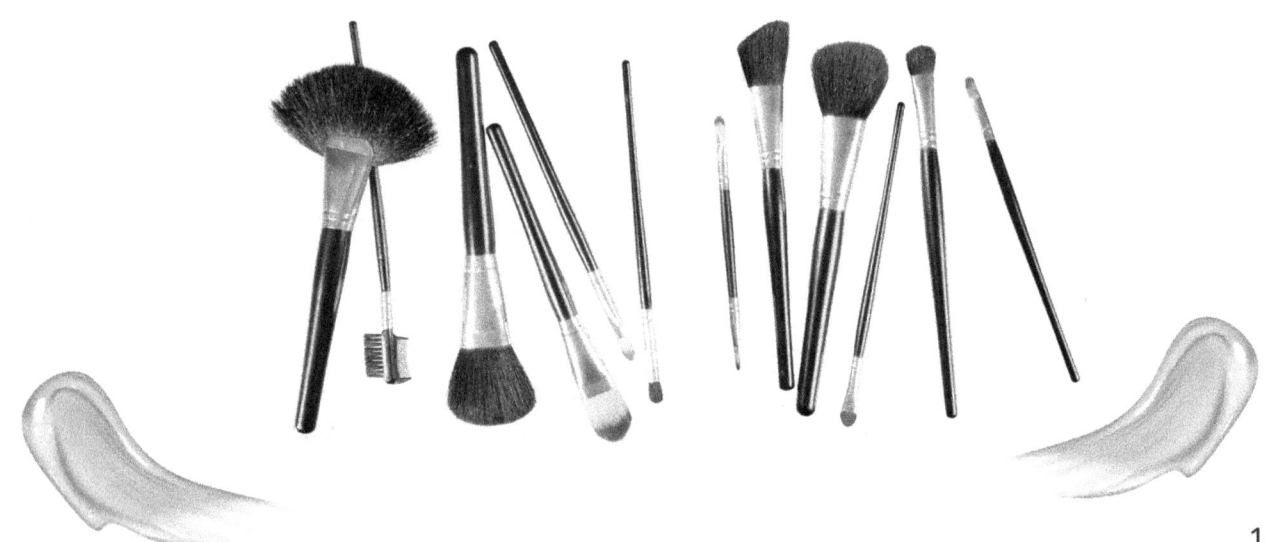

# So verwendest du dieses Arbeitsbuch

Dieses Arbeitsbuch ist sowohl praktisch als auch kreativ gestaltet. Es gibt dir Raum, Make-up-Looks zu erforschen, Techniken zu üben und zu reflektieren, was für dich am besten funktioniert.

Hier ein paar Tipps, um das Beste herauszuholen:

1. **Frei experimentieren** - Wage kräftige Farben, sanfte Übergänge oder komplett neue Stile. Dies ist dein Raum ohne Grenzen.
2. **Notizen machen** - Nutze die Übungsseiten, um Produkte, Farbkombinationen und Gedanken festzuhalten.
3. **Vorlagen nutzen** - Die Face-Charts helfen dir, Looks zu visualisieren, bevor du sie im echten Leben umsetzt. Sie sind dein Skizzenbuch für Beauty-Ideen.
4. **Vergleichen & verbessern** - Füge Fotos deiner echten Looks ein und vergleiche, wie sich deine Übung auf Papier in der Realität umsetzt.
5. **Wiederholen & verfeinern** - Scheue dich nicht, denselben Look mehrmals zu üben. Fortschritt kommt durch Wiederholung und kleine Anpassungen.

Egal ob Anfänger/in, der Schritt für Schritt lernt, oder Profi, der seine Fähigkeiten schärft - dieses Arbeitsbuch ist dein persönliches kreatives Studio.

# Eine kurze Geschichte des Make-ups

Make-up ist seit Tausenden von Jahren Teil der menschlichen Kultur. Es war stets mehr als nur Schönheit - es spiegelte Status, Tradition und sogar Spiritualität wider.

### Altes Ägypten (ca. 4000 v. Chr.)
Die Ägypter gehörten zu den Ersten, die Make-up nutzten. Schwarzer Kajal wurde von Männern und Frauen getragen - nicht nur zur Schönheit, sondern auch, um die Augen vor Sonne und Staub zu schützen. Grüner Malachit und blauer Lapislazuli wurden zu Pudern zermahlen und als Lidschatten verwendet, während roter Ocker den Lippen einen kräftigen Ton verlieh.

### Antikes Griechenland und Rom
In Griechenland verwendeten Frauen helle Puder, um die Haut blasser wirken zu lassen - ein Zeichen von Eleganz. Die Römer übernahmen viele Praktiken der Ägypter, führten aber auch neue Techniken ein, z. B. Wangenrot aus Beeren und Wein.

### Mittelalter und Renaissance
Im Mittelalter war blasse Haut wieder in Mode - ein Symbol für Reichtum und Adel. Manche Frauen benutzten sogar gefährliche Substanzen wie bleihaltige Puder. In der Renaissance wurde Make-up künstlerischer, mit kräftigen Lippenfarben und sorgfältig geformten Brauen.

### 20. Jahrhundert
Mit dem Aufstieg Hollywoods in den 1920er- und 1930er-Jahren wurde Make-up Teil des Alltags. Stars wie Greta Garbo und Marilyn Monroe setzten weltweite Trends. Die 1960er brachten dramatische Eyeliner und bunte Lidschatten, die 1990er minimalistische Matte-Looks.

### Heute
Modernes Make-up steht für Vielfalt, Kreativität und Selbstausdruck. Vom natürlichen „No-Make-up-Look" bis zu mutigen, künstlerischen Designs - Make-up ist ein universelles Werkzeug für Selbstvertrauen und Individualität.

Von antiken Ritualen bis zu Instagram-Trends erzählt Make-up die Geschichte der Schönheit durch Kultur und Zeit. Jetzt bist du dran, das nächste Kapitel auf diesen Seiten zu schreiben.

# Moderne Make-up-Trends

Make-up ist heute vielfältiger und kreativer als je zuvor. Soziale Medien, Beauty-Influencer und professionelle Artists haben die Türen zu unzähligen Styles geöffnet. Hier sind einige der beliebtesten Trends, die unsere Make-up-Welt im Moment prägen:

1. **Natürlicher / „No-Make-up"-Look**
Frische, strahlende Haut mit nur wenigen Produkten. Eine leichte Foundation, ein sanftes Rouge und neutrale Töne, die deine natürliche Schönheit unterstreichen, anstatt sie zu überdecken.

2. **Contouring & Highlighting**
Bekannt gemacht von Celebrity-Make-up-Artists. Mit dunkleren Nuancen werden die Gesichtszüge modelliert, während Highlighter auf Wangenknochen, Nase und Lippenherz einen strahlenden Glanz zaubert und so ein leuchtendes Finish entsteht.

3. **Glam & Red-Carpet-Stile**
Foundation mit voller Deckkraft, kräftige Lidschatten, dramatische Wimpern und auffällige Lippen. Perfekt für Events oder Fotoshootings, bei denen ein makelloser, eindrucksvoller Look gefragt ist.

4. **Künstlerisches & kreatives Make-up**
Leuchtende Farben, grafischer Eyeliner, Glitzer und sogar Gesichtsschmuck. Dieser Trend verwandelt Make-up in pure Kunst, oft inspiriert von Fashion Shows, Festivals und Social Media.

5. **Alltagstaugliche Looks**
Sanfte Smokey Eyes, Nude-Lippen und einfache Techniken für Büro, Uni oder Freizeit. Diese Looks vereinen Stil mit Komfort und sind leicht nachzumachen.

6. **Inklusive Schönheit**
Die moderne Beauty-Welt feiert alle Hauttöne, Hauttexturen und Stile. Marken bringen inzwischen breitere Farbpaletten und Produkte auf den Markt, die für ganz unterschiedliche Bedürfnisse entwickelt wurden - Make-up wird so für alle zugänglich.

Trends werden sich immer wieder verändern - doch das Wichtigste ist, den Stil zu finden, der dich selbstbewusst und schön fühlen lässt.

# Hautvorbereitung & Grundprodukte

*Hautpflege, Primer, Foundation, Concealer, Puder*

Ein makelloser Make-up-Look beginnt mit einer perfekt vorbereiteten Basis. Bevor du Produkte aufträgst, solltest du deine Haut immer richtig vorbereiten.

1. **Reinigen & Pflegen** - Starte mit einem milden Reiniger, um Unreinheiten zu entfernen. Danach eine leichte Feuchtigkeitscreme passend zu deinem Hauttyp auftragen.
2. **Primer** - Glättet die Hautoberfläche und verlängert die Haltbarkeit des Make-ups. Wähle mattierenden Primer für fettige Haut, feuchtigkeitsspendenden für trockene Haut oder porenverfeinernden für unebene Strukturen.
3. **Foundation** - Den Farbton passend zum Hautton auswählen. In dünnen Schichten mit Schwamm oder Pinsel einarbeiten, bis ein natürliches Finish entsteht.
4. **Concealer** - Unter den Augen auftragen, um aufzuhellen, und auf Unreinheiten oder Rötungen für Abdeckung.
5. **Fixierpuder** - Mit einem leichten Puder das Gesicht abpudern, um das Make-up zu fixieren und Glanz zu reduzieren.

***Profi-Tipp**: Lasse deine Hautpflege immer vollständig einziehen, bevor du Foundation aufträgst - so vermeidest du Flecken.*

# Augen-Make-up Grundlagen
*Lidschatten, Verblenden, Eyeliner, Künstliche Wimpern*

Die Augen sind oft der Mittelpunkt vieler Make-up-Looks. Wenn du diese Grundlagen beherrschst, hebt das deine Arbeit auf ein neues Niveau.

- **Lidschatten** - Beginne mit neutralen Tönen, um das Verblenden zu üben. Eine Übergangsfarbe in der Lidfalte, einen dunkleren Ton im äußeren Augenwinkel und einen helleren Ton auf dem Lid platzieren.
- **Verblenden** - Mit einem sauberen, fluffigen Pinsel harte Kanten weich ausstreichen. Wichtig: kleine, kreisende Bewegungen verwenden.
- **Eyeliner** - Für Anfänger eignen sich Kajalstifte. Später zu Flüssig- oder Gel-Eyelinern wechseln, um präzisere Linien zu ziehen.
- **Concealer** - Verwenden Sie ihn unter den Augen, um diese aufzuhellen, und auf Hautunreinheiten oder Rötungen, um diese abzudecken.
- **Künstliche Wimpern** - Vor dem Ankleben an die eigene Augenform anpassen. Eine dünne Schicht Wimpernkleber auftragen, 30 Sekunden warten und nah am Wimpernkranz platzieren.

***Profi-Tipp:*** *Weniger ist mehr - die Intensität Schritt für Schritt aufbauen.*

# Augenbrauen
*Form, Techniken, Styles*

Augenbrauen rahmen das Gesicht und können den Ausdruck komplett verändern. Ihre richtige Form und Pflege ist daher entscheidend.

1. **Form** - Folge deiner natürlichen Brauenlinie. Nutze die „Goldene Schnitt"-Regel:
   - Start: in einer Linie mit dem Nasenflügel.
   - Bogen: in einer Linie mit dem äußeren Rand der Iris.
   - Ende: in einem Winkel vom Nasenflügel über den äußeren Augenwinkel.
2. **Techniken**
   - Augenbrauenstift für präzise, haarähnliche Striche.
   - Brauenpuder für ein weiches, anfängerfreundliches Ergebnis.
   - Augenbrauengel fixiert die Härchen und gibt Definition.
3. **Styles**
   - Natürlich: weich und federleicht.
   - Definiert: scharfe Linien, ideal für Glam-Looks.
   - Buschy: voll, strukturiert, fixiert mit transparentem Gel.

**Profi-Tipp**: *Immer mit einem Bürstchen durchkämmen, um harte Linien zu vermeiden.*

# Lippen

*Lipliner, Lippenstift, Gloss, Volumentechniken*

Die Lippen geben jedem Look das Finish - von natürlich bis auffällig.

- **Lipliner** - Knapp über der natürlichen Kontur nachziehen, um vollere Lippen zu erzielen.
- **Lippenstift** - Matt hält länger, cremige Texturen sind angenehmer zu tragen.
- **Lipgloss** - Sorgt für Glanz und Dimension. Nur in der Mitte aufgetragen wirkt er zusätzlich aufpolsternd.
- **Volumen-Techniken** - Lippenherz mit Highlighter betonen, dunkleren Lipliner verwenden und sanft zur Mitte verblenden für einen Ombré-Effekt.

*Profi-Tipp*: Lippen vor dem Auftragen peelen und pflegen - so werden sie glatter.

# Werkzeuge & Pinsel
*Pinsel, Schwämme, Pflege & Reinigung*

Die richtigen Tools sind genauso wichtig wie die Produkte selbst. Hochwertige Pinsel und gute Pflege machen einen großen Unterschied.

1. **Pinsel**
    - Foundation-Pinsel: dicht, flach oder rund für gleichmäßigen Auftrag.
    - Blender-Pinsel: fluffig, ideal für Lidschatten.
    - Schrägpinsel: perfekt für Augenbrauen oder Eyeliner.
    - Fächerpinsel: optimal für Highlighter.
2. **Schwämme** - Angefeuchtet für ein natürliches, ebenmäßiges Ergebnis nutzen. Klopfen statt ziehen, um Foundation oder Concealer einzuarbeiten.
3. **Pflege & Reinigung**
    - Pinsel wöchentlich mit mildem Shampoo oder Pinselreiniger waschen.
    - Flach trocknen lassen, um die Form zu bewahren.
    - Schwämme alle 1-2 Monate austauschen.

**Profi-Tipp**: *Saubere Tools halten länger und schützen deine Haut vor Unreinheiten.*

# Frischer Tages-Look
## (Schritt-für-Schritt)

Ein Tages-Make-up sollte frisch, leicht und unkompliziert wirken. Es hebt die Gesichtszüge hervor, ohne überladen zu wirken.

1. **Haut vorbereiten** - Reinigen, pflegen und einen leichten Primer auftragen.
2. **Foundation & Concealer** - Eine leichte Foundation oder BB-Cream nutzen. Unter den Augen und auf Rötungen abdecken.
3. **Augenbrauen** - Natürlich halten, nur kleine Lücken auffüllen.
4. **Augen**
   - Neutralen Ton auf dem Lid verteilen.
   - Etwas dunklere Nuance in die Lidfalte einarbeiten.
   - Eyeliner weglassen oder einen soften Braunstift für dezente Definition verwenden.
   - Mit einer Schicht Mascara abschließen.
5. **Wangen** - Ein sanftes Rouge in Pfirsich- oder Rosétönen für Frische.
6. **Lippen** - Nude, zartes Rosa oder getönter Balm..
7. **Finish** - Ein wenig Puder in der T-Zone gegen Glanz.

***Profi-Tipp:*** *Weniger ist mehr - das Ziel ist Frische, nicht Perfektion.*

# Eleganter Abend-Look
## *(Schritt-für-Schritt)*

Am Abend darf es dramatischer, farbintensiver und glamouröser sein.

1. **Haut vorbereiten** - Gut pflegen; wähle einen mattierenden oder strahlenden Primer, je nach Hauttyp.
2. **Foundation & Concealer** - Mittel- bis hohe Deckkraft, dazu leicht konturieren.
3. **Augenbrauen** - Stärker definieren mit Stift + Puder oder Gel.
4. **Augen**
   - Mit dunklen Tönen einen Smokey-Effekt im äußeren Winkel und in der Lidfalte schaffen.
   - Schimmer oder Metallic-Töne auf das Lid geben.
   - Schwarzen Eyeliner am Wimpernkranz ziehen, optional mit Wing.
   - Mit Volumen-Mascara oder falschen Wimpern betonen.
5. **Wangen** - Bronzer für Wärme, Highlighter auf die Wangenknochen.
6. **Lippen** - Kräftige Farben wie Rot, Beere oder ein intensives Nude.
7. **Finish -** Mit Setting-Spray fixieren.

***Profi-Tipp***: *Augen oder Lippen betonen - nie beides stark zugleich.*

# Häufige Make-up-Fehler
*(und wie man sie vermeidet)*

Selbst erfahrene Make-up-Fans machen kleine Fehler, die das Endergebnis beeinträchtigen.

1. **Falscher Foundation-Farbton**
   - Fehler: zu hell oder zu dunkel gewählt.
   - Lösung: Am Kieferknochen testen, immer im Tageslicht prüfen.
2. **Überzeichnete Augenbrauen**
   - Fehler: zu dunkel oder hart gezeichnet.
   - Lösung: Mit leichten Strichen arbeiten und mit Bürstchen verblenden.
3. **Unverblendeter Lidschatten**
   - Fehler: sichtbare harte Übergänge.
   - Lösung: Mit sauberem Blender-Pinsel in kreisenden Bewegungen nacharbeiten.
4. **Zu viel Puder**
   - Fehler: Trockener, maskenhafter Look.
   - Lösung: Nur in der T-Zone einsetzen, mit fluffigem Pinsel.
5. **Zu harter Lipliner**
   - Fehler: dunkle Kontur ohne Übergang zum Lippenstift.
   - Lösung: Farblich nah am Lippenstift wählen und weich verblenden.
6. **Hautpflege überspringen**
   - Fehler: Make-up auf trockener, ungepflegter Haut.
   - Lösung: Immer reinigen, pflegen und primen.

**Profi-Tipp**: *Make-up soll deine Schönheit unterstreichen, nicht überdecken. Im Zweifel: verblenden und weniger nehmen.*

# Tipps & Tricks
## *von Make-up Artists*

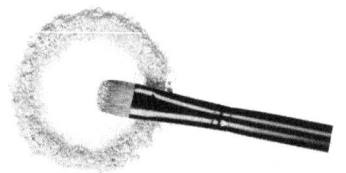

Profis kennen die kleinen Kniffe, die den großen Unterschied machen:

1. **Feuchter Schwamm = makellose Basis**.
2. **Dünn schichten** - lieber aufbauen als korrigieren.
3. **Concealer sofort fixieren -** mit kleinem Pinsel und Transparentpuder.
4. **Lidschatten als Eyeliner** - angefeuchteten Schrägpinsel in dunklen Ton tauchen.
5. **Highlighter gezielt setzen** - Augeninnenwinkel & Lippenherz für Frische.
6. **Glanz abtupfen**, nicht überschminken.
7. **Lippenfarben** mischen für individuelle Nuancen.
8. **Mascara-Trick** - Zickzackbewegung am Ansatz, dann nach oben ziehen.
9. **Balance wahren** - starke Augen mit sanften Lippen und umgekehrt.
10. **Übung = Fortschritt -** je öfter du probierst, desto sicherer wirst du.

***Pro Tip***: *Regeln sind zweitrangig - wichtig ist, was dich schön fühlen lässt.*

# Schritt-für-Schritt-Anleitung
*für dieses Arbeitsbuch*

**Willkommen in der Welt des professionellen Make-ups!**

Dieses Arbeitsbuch begleitet dich beim Üben und Weiterentwickeln deiner Fähigkeiten - egal ob Anfänger oder Profi. Du findest darin strukturierte Face-Charts, um Techniken zu testen, neue Styles auszuprobieren und deine Kunst zu verfeinern.

Jede Sektion führt dich Schritt für Schritt durch Theorie und Praxis. Mit jedem Chart sammelst du Erfahrungen, korrigierst und entwickelst deinen eigenen Stil.

**So nutzt du dieses Arbeitsbuch:**
- Mit echten Produkten arbeiten - Lidschatten, Foundation, Eyeliner, Lippenstift.
- Unterschiedliche Techniken und Farbkombinationen ausprobieren.
- Eigene Notizen, Beobachtungen und Verbesserungen festhalten.
- Fehler zulassen - jeder Versuch bringt dich weiter.

Am Ende hast du eine persönliche Sammlung an Looks, die deinen Fortschritt zeigen. Also: entspann dich, hab Spaß und lass deiner Kreativität freien Lauf!

# Make-up-Grundlagen
## Schritt für Schritt

**Diese Schritte sind ein Ausgangspunkt - passe sie deinem Stil an.**

### Schritt 1: Haut vorbereiten
- Mit geeignetem Reiniger säubern.
- Gut pflegen für eine glatte Basis.
- Primer für Haltbarkeit und ebenmäßiges Finish auftragen.

### Schritt 2: Basis schaffen
- Foundation passend zum Hautton mit Schwamm oder Pinsel auftragen.
- Concealer für Unreinheiten & Augenringe.
- Mit leichtem Puder fixieren.

### Schritt 3: Kontur & Rouge
- Wangenknochen, Stirn und Kieferlinie konturieren.
- Rouge auf die Wangenäpfel für Frische.
- Highlighter auf die Gesichtshöhen setzen.

### Schritt 4: Augen-Make-up
- Augenbrauen mit Stift, Gel oder Puder definieren.
- Lidschattenprimer für bessere Haftung nutzen.
- Farbpalette wählen und verblenden.
- Eyeliner für Definition.
- Mascara für Länge & Volumen.

### Schritt 5: Perfekte Lippen
- Lippen sanft peelen.
- Mit Lipliner umranden.
- Lippenstift oder Gloss in Wunschfarbe auftragen.

### Schritt 6: Make-up fixieren
- Mit Setting-Spray fixieren.

***Merke:** Dies sind Richtlinien, keine Regeln. Make-up ist Kunst - gestalte deinen eigenen Stil!*

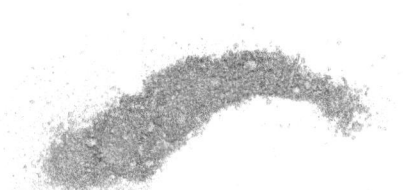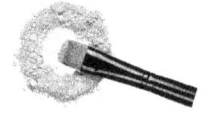

# SCHNELLER & EINFACHER NATURAL-LOOK

Um die Techniken in die Praxis umzusetzen, findest du hier ein einfaches Schritt-für-Schritt-Beispiel für einen frischen, natürlichen Look - perfekt für den Alltag.

**5 Schritte zu einem natürlichen Alltagslook:**
1. Trage eine leichte Foundation auf und verwende bei Bedarf etwas Concealer.
2. Verteile einen Nude-Lidschatten auf dem Lid und schließe mit einer Schicht Mascara ab.
3. Konturiere die Wangen dezent und füge ein sanftes Rouge für einen gesunden Glow hinzu.
4. Definiere deine Augenbrauen mit leichten, natürlichen Strichen.
5. Runde den Look mit einem Nude-Lippenstift oder einem getönten Lippenbalsam ab.

**Entfalte deine Kreativität!**

Make-up ist Kunst - und du bist die Künstlerin. Zögere nicht, neue Techniken auszuprobieren, mit Farben zu spielen und deine Komfortzone zu verlassen. Jeder Pinselstrich bringt dich deiner Meisterschaft näher. Übe weiter, entdecke Neues und vor allem: hab Spaß dabei!

# Make-up Übungsseite & Notizen

**Make-up ist Kunst - und jede Künstlerin braucht Raum zum Üben.**
Betrachte dieses Arbeitsbuch als deinen kreativen Spielplatz - ein Ort, an dem du Ideen testest, neue Looks ausprobierst und deine Fähigkeiten Schritt für Schritt weiterentwickelst. Trau dich, mutig zu sein! Jeder Pinselstrich bringt dich deinem eigenen Stil und Selbstvertrauen näher.

## So nutzt du diese Seite:
- **Experimentieren** - Probiere verschiedene Stile, Farben und Techniken.
- **Beobachten** - Achte darauf, was zu unterschiedlichen Gesichtsformen und Farbpaletten passt.
- **Verbessern** - Reflektiere, was gut funktioniert hat und was du das nächste Mal anpassen würdest.
- **Kreativ sein** - Es gibt keine festen Regeln im Make-up. Überschreite Grenzen und mache es zu deinem eigenen!

## Reflexion & Notizen:
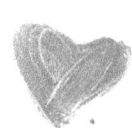
- Was habe ich aus dieser Session gelernt?
- Was hat am besten funktioniert?
- Was würde ich beim nächsten Mal anders machen?

***Profi-Tipp:*** *„Make-up ist keine Maske - es ist ein Ausdruck deiner Kreativität."* *Feiere jeden Schritt deiner Reise!*

_____

_____

_____

_____

_____

_____

# Natural Look Inspiration

Der Natural Look dreht sich darum, deine Gesichtszüge zu betonen, ohne sie zu überdecken. Frisch, schlicht und zeitlos - dieser Stil passt zu jeder Gelegenheit und ist perfekt, um Selbstvertrauen in deine Fähigkeiten zu gewinnen.
Stell ihn dir als deine tägliche Leinwand vor - weich, strahlend und mühelos schön.

**Natural-Look-Guide:**
- **Was**: Leichte Deckkraft, sanfte Farben und das Gefühl von „No-Make-up"-Make-up.
- **Wie**: Neutrale Töne verwenden, gut verblenden und auf gesund aussehende Haut achten.
- **Wann**: Perfekt für Schule, Arbeit, entspannte Tage oder immer dann, wenn du frisch wirken möchtest.
- **Wo**: Ideal für Tages-Settings, Outdoor-Events oder jede ungezwungene Gelegenheit.
- **Warum**: Weil manchmal weniger mehr ist - es hebt deine natürliche Schönheit hervor und bleibt unkompliziert.

*Tipp: Der Natural Look ist die Grundlage aller anderen Stile. Wenn du ihn beherrschst, werden alle weiteren Make-up-Techniken einfacher.*

Make-up-Stil: _____  Typ: _____
Foundation: _____  Dauer: _____
Puder: _____  Datum: _____
Rouge: _____  Künstlerin: _____
Kontur: _____  Anlass: _____

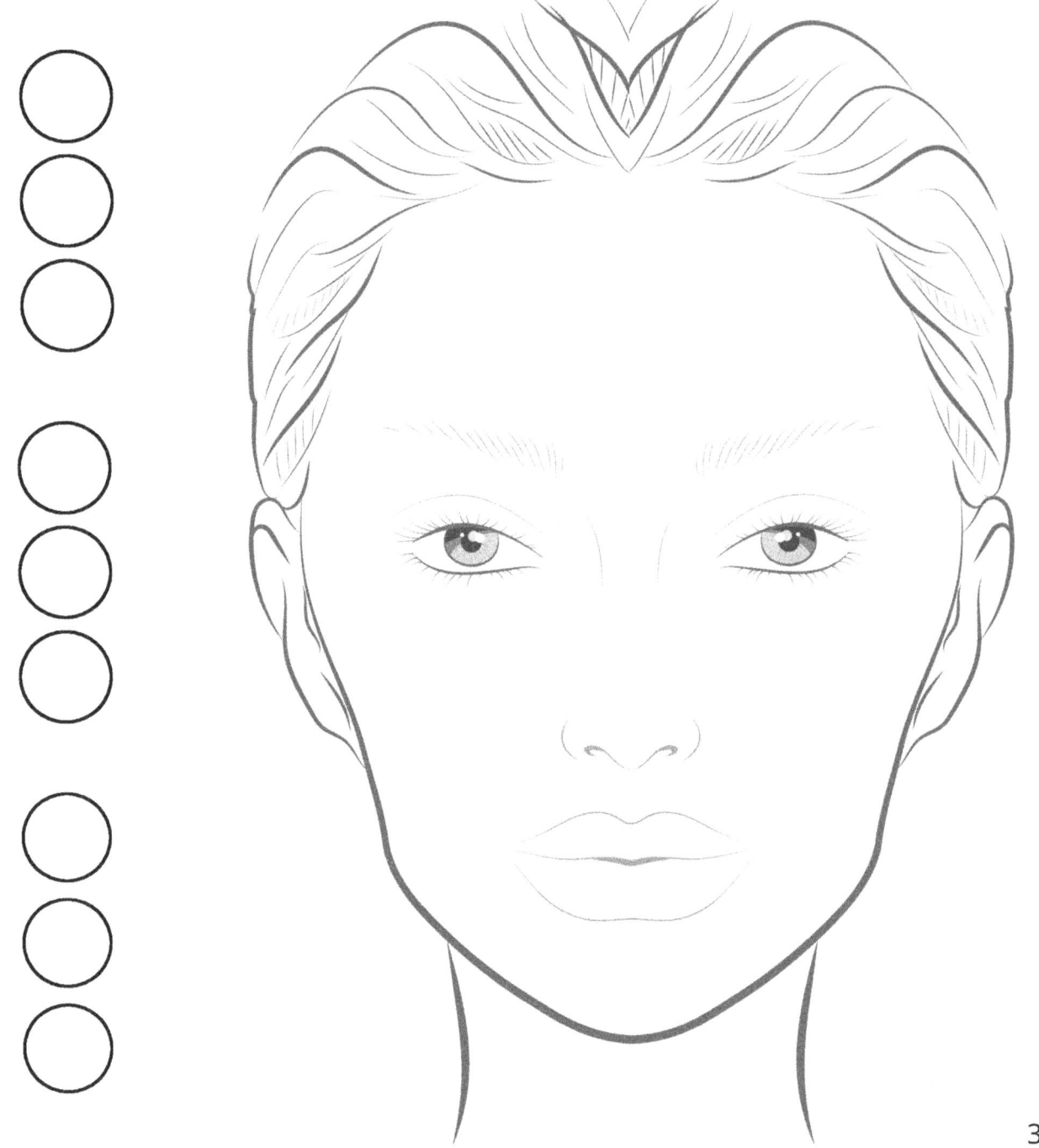

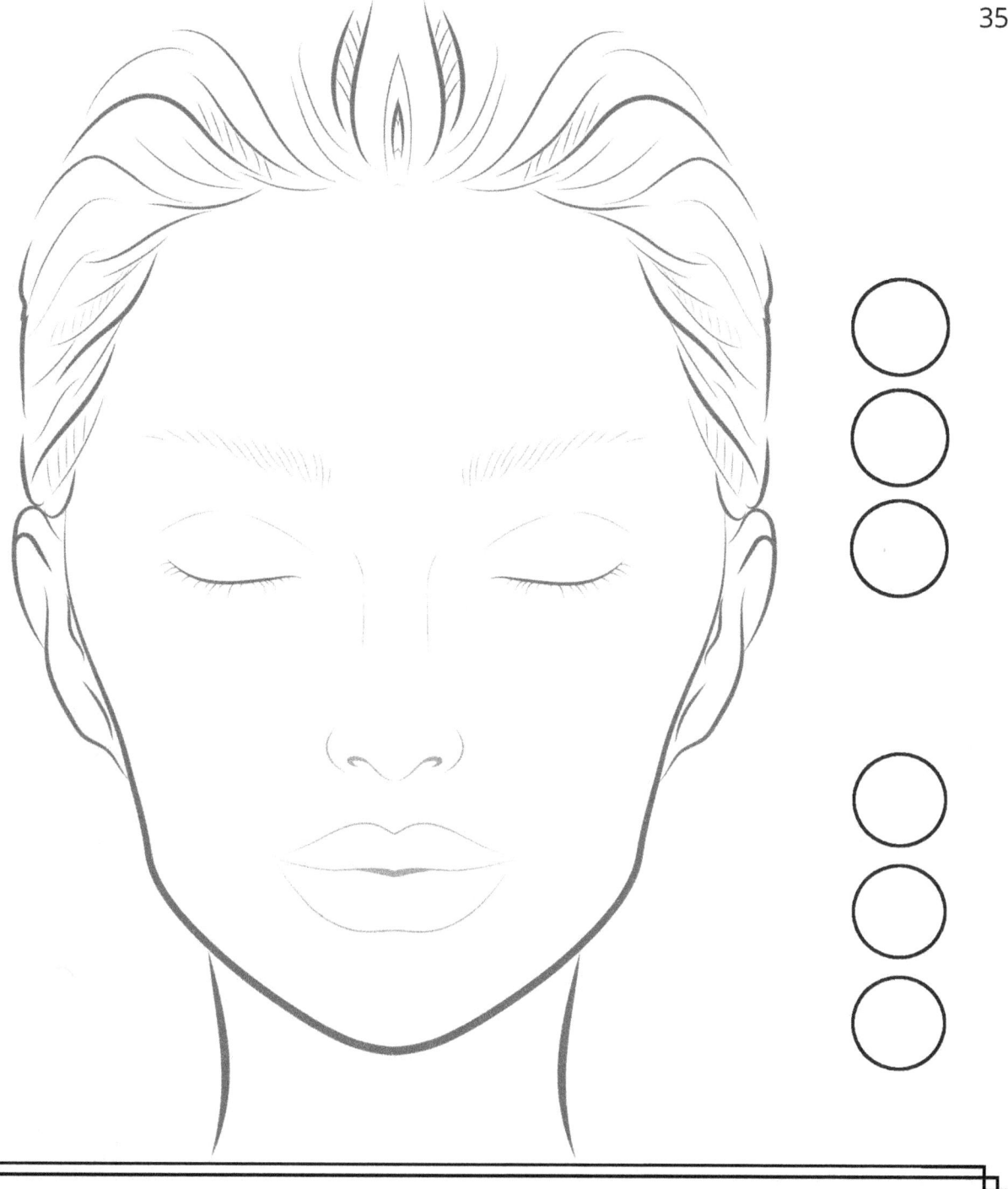

Make-up-Stil: _____  Typ: _____
Foundation: _____  Dauer: _____
Puder: _____  Datum: _____
Rouge: _____  Künstlerin: _____
Kontur: _____  Anlass: _____

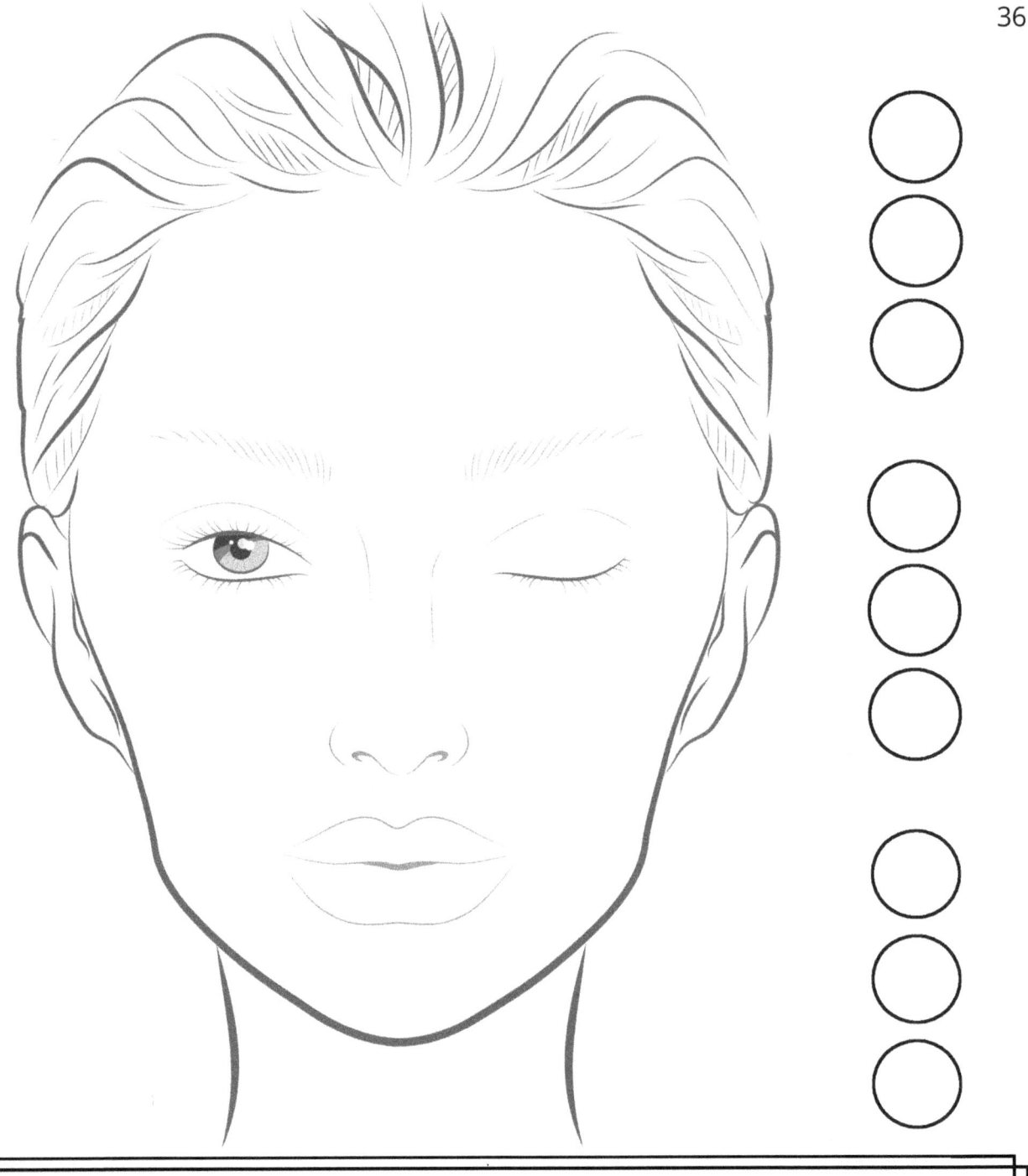

Make-up-Stil: _____   Typ: _____
Foundation: _____   Dauer: _____
Puder: _____   Datum: _____
Rouge: _____   Künstlerin: _____
Kontur: _____   Anlass: _____

# Deine Notizen & Inspirationsfotos[37]

Diese Seite ist deine kreative Galerie. Nutze sie, um deinen Fortschritt festzuhalten, deine Lieblingslooks zu sammeln und über deine Reise nachzudenken.

Füge Selfies, Inspirationsfotos oder Ausschnitte ein, um deine Designs lebendig zu machen!

**Fragen zur Orientierung:**
- Was hat diesen Look inspiriert?
- Welche Produkte oder Farben haben am besten funktioniert?
- Was würde ich beim nächsten Mal anders machen?
- Wie habe ich mich beim Schminken gefühlt?

*Tipp*: *Drucke ein Selfie, ein Polaroid oder einen Zeitschriftenausschnitt aus und klebe ihn hier ein. Vergleiche dein Übungs-Chart mit dem echten Ergebnis!*

# Smokey Eyes Inspiration

Smokey Eyes gehören zu den ikonischsten und zeitlosesten Make-up-Looks. Sie verleihen Tiefe, Dramatik und eine geheimnisvolle Ausstrahlung, die zu vielen Anlässen passt.

**Tipps für den perfekten Smokey-Look:**

- **Was**: Tiefe, verblendete Lidschatten mit sinnlichem Finish.
- **Wie**: Mit einer dunklen Basis beginnen, Lidschatten nach und nach aufbauen und die Augeninnenwinkel zur Balance aufhellen.
- **Wann**: Ideal für Abende, Partys oder jeden Glam-Anlass.
- **Wo**: Perfekt für rote Teppiche, Dates oder festliche Veranstaltungen.
- **Warum**: Smokey Eyes verleihen sofort Selbstbewusstsein, Eleganz und Intensität.

*Merke*: *Der Schlüssel zu makellosen Smokey Eyes ist das Verblenden - weiche Übergänge schaffen die Magie.*

# Make-up Übungsseite & Notizen

**Jedes Meisterwerk beginnt mit Übung.** Nutze diese Seite als dein kreatives Labor - ein sicherer Raum, um mutige Looks auszuprobieren und aus jedem Pinselstrich zu lernen. Jeder Versuch, ob perfekt oder nicht, bringt dich der Meisterschaft näher.

### So nutzt du diese Seite:
- **Experimentieren** - Spiele mit verschiedenen Produkten, Farbtönen und Texturen.
- **Beobachten** - Achte auf Verblendung, Balance und Symmetrie.
- **Verbessern** - Notiere, was gut lief und was du beim nächsten Mal optimieren würdest.
- **Mutig sein** - Halte dich nicht zurück! Make-up bedeutet Freiheit, nicht Regeln.

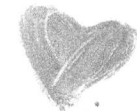

### Reflexion & Notizen:
- Welche neue Technik habe ich heute ausprobiert?
- Welcher Teil des Looks ist am besten gelungen?
- Was könnte ich das nächste Mal anpassen, um es noch besser zu machen?

*Profi-Tipp:* Fortschritt ist wichtiger als Perfektion. Jede ausgefüllte Seite ist ein Beweis für dein Wachstum als Künstlerin.

_____
_____
_____
_____
_____
_____
_____

Make-up-Stil: _____  Typ: _____
Foundation: _____  Dauer: _____
Puder: _____  Datum: _____
Rouge: _____  Künstlerin: _____
Kontur: _____  Anlass: _____

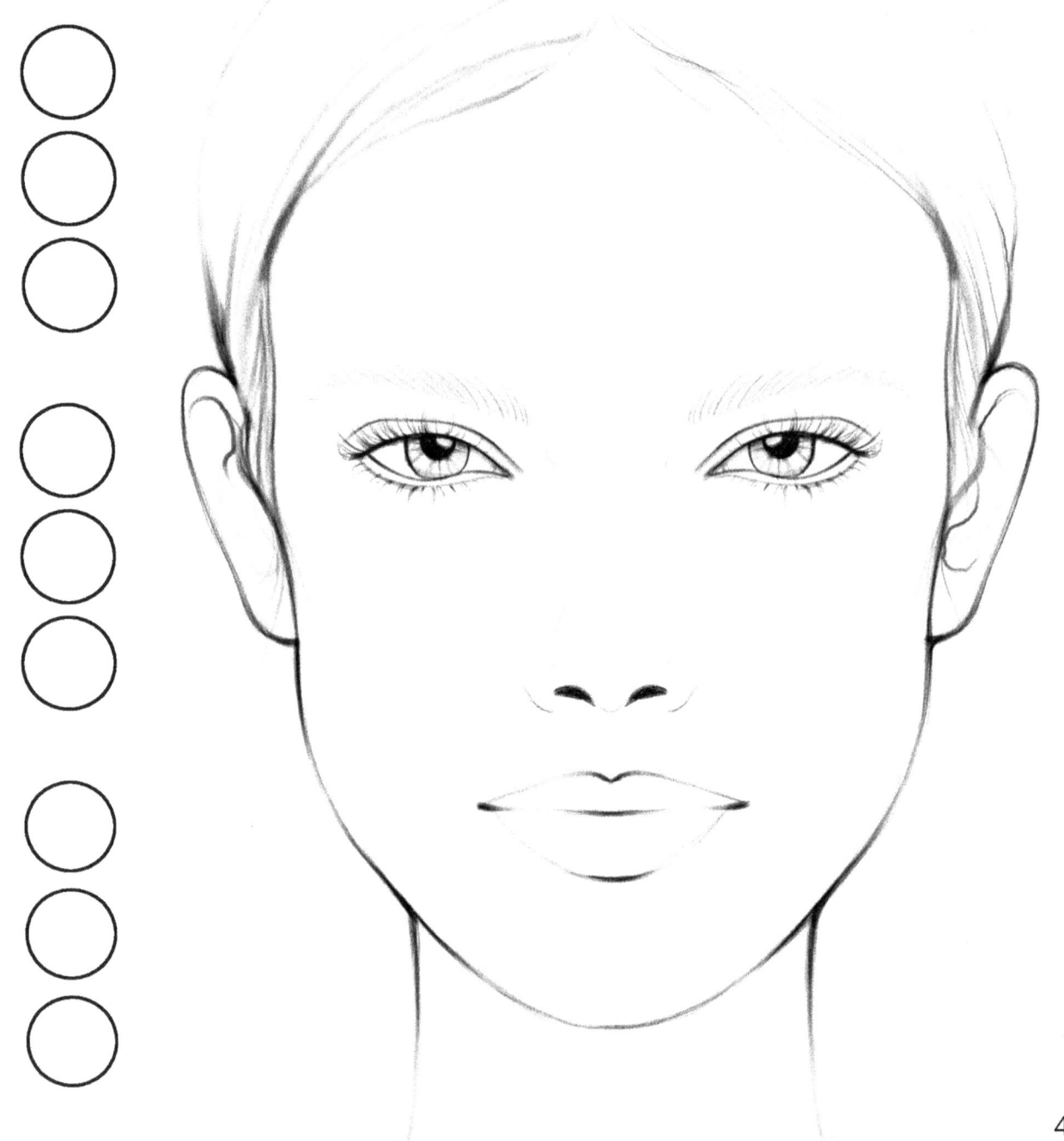

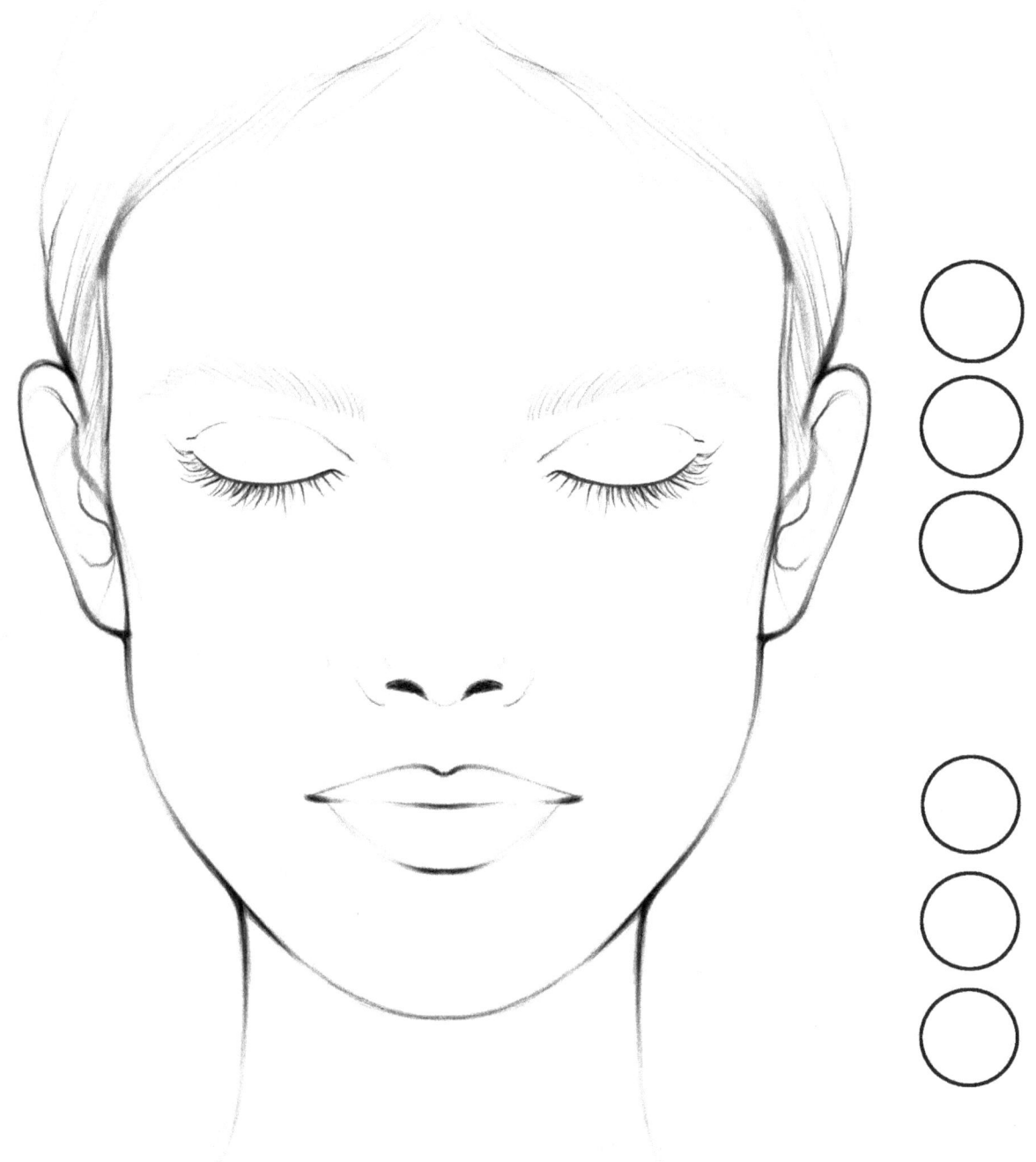

Make-up-Stil: _____  Typ: _____
Foundation: _____  Dauer: _____
Puder: _____  Datum: _____
Rouge: _____  Künstlerin: _____
Kontur: _____  Anlass: _____

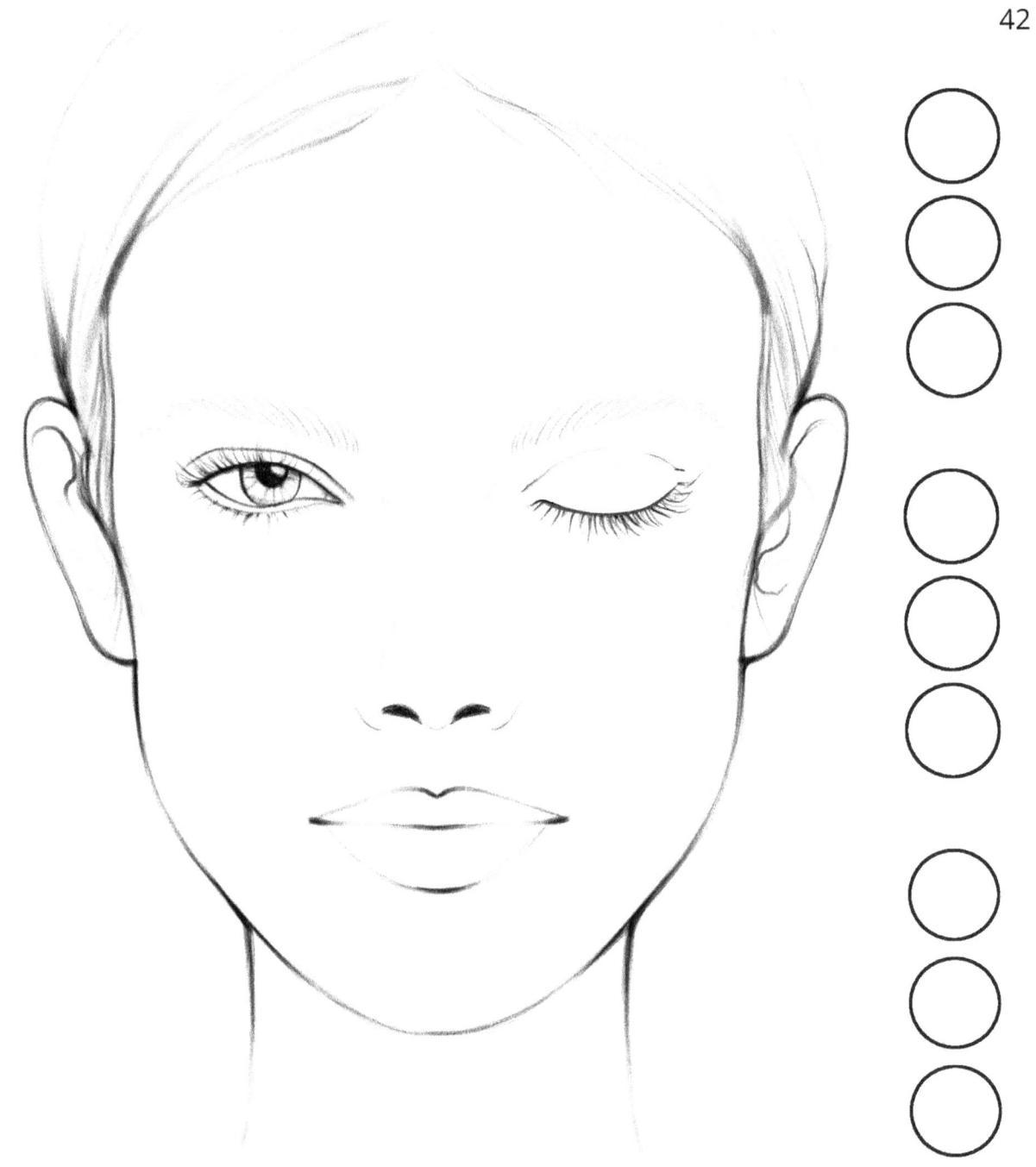

| | |
|---|---|
| Make-up-Stil: _____ | Typ: _____ |
| Foundation: _____ | Dauer: _____ |
| Puder: _____ | Datum: _____ |
| Rouge: _____ | Künstlerin: _____ |
| Kontur: _____ | Anlass: _____ |

# Deine Notizen & Inspirationsfotos[43]

Diese Seite ist dein kreatives Erinnerungsboard. Klebe oder zeichne hier deinen Lieblingslook und schreibe die Details dazu, die ihn besonders gemacht haben.

**Reflexionsfragen:**

- Was hat diesen Look inspiriert?
- Welche Produkte oder Farben habe ich am liebsten verwendet?
- Wie habe ich mich damit gefühlt?

**Profi-Tipp:** *Fotos helfen, Fortschritte zu dokumentieren - ein Bild von heute inspiriert das Meisterwerk von morgen.*

_____

_____

_____

_____

_____

_____

_____

_____

# Red Carpet Glam
## - *Inspirationsguide*

Wenn du an den roten Teppich denkst, stell dir ausdrucksstarke Eleganz, strahlende Haut und einen Look vor, der alle Blicke auf sich zieht. Dieser Stil steht für Selbstbewusstsein, Dramatik und zeitlose Schönheit.

Nutze diese Seite, um Ideen für dein ultimatives Glamour-Makeover zu sammeln.

**Wichtige Aspekte:**
- **Was?** - Ausdrucksstarke Augen, strahlende Haut, definierte Lippen und ein makelloses Finish.
- **Wie?** - Mit schimmernden Highlights, dramatischem Eyeliner, langen Wimpern und einer Statement-Lippenfarbe.
- **Wann?** - Perfekt für Abendveranstaltungen, Galas, Partys oder jedes Mal, wenn du dich wie ein Star fühlen willst.
- **Wo?** - Auf der Bühne, bei einem formellen Event oder vor der Kamera.
- **Warum?** - Weil Glamour mehr ist als Make-up - es ist Selbstbewusstsein, Eleganz und das sichere Auftreten im Rampenlicht.

**Profi-Tipp**: *Beim Glam-Look ist Balance entscheidend. Wenn die Augen stark betont sind, halte die Lippen dezenter - oder umgekehrt. Lass ein Feature der Star des Auftritts sein.*

# Make-up Übungsseite & Notizen

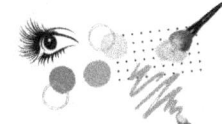

**Jeder Look ist eine Chance zum Lernen**. Nutze diese Seite, um dich herauszufordern, mutige Ideen zu testen und deine Kunst zu verfeinern. Fehler sind keine Rückschläge - sie sind Schritte auf dem Weg zur Meisterschaft.

**So nutzt du diese Seite:**
- **Experimentieren** - Probiere ungewöhnliche Farbkombinationen oder neue Texturen.
- **Beobachten** - Achte darauf, wie Licht und Schatten den Effekt verändern.
- **Verbessern** - Notiere, was deine Gesichtszüge betont und was du anpassen würdest.
- **Mutig sein** - Wachstum entsteht durch mutige Entscheidungen.

**Reflexion & Notizen:**

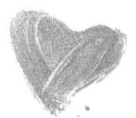

- Was habe ich heute entdeckt?
- Welcher Teil hat mich überrascht?
- Was würde ich wiederholen oder weglassen?

***Profi-Tipp:*** *Jeder Pinselstrich ist Übung für das Meisterwerk, das du noch erschaffen wirst.*

_____

_____

_____

_____

_____

_____

Make-up-Stil: _____  Typ: _____
Foundation: _____  Dauer: _____
Puder: _____  Datum: _____
Rouge: _____  Künstlerin: _____
Kontur: _____  Anlass: _____

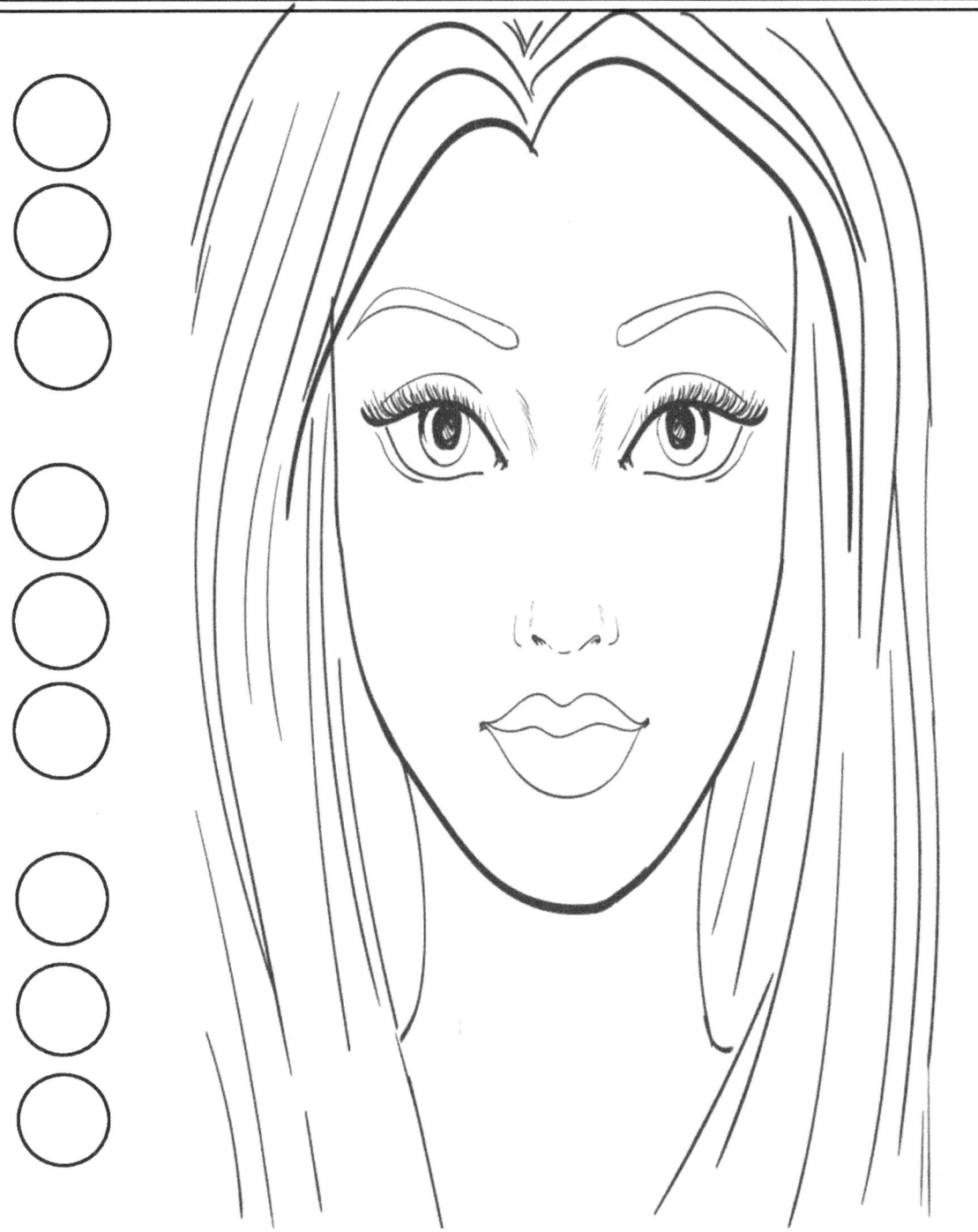

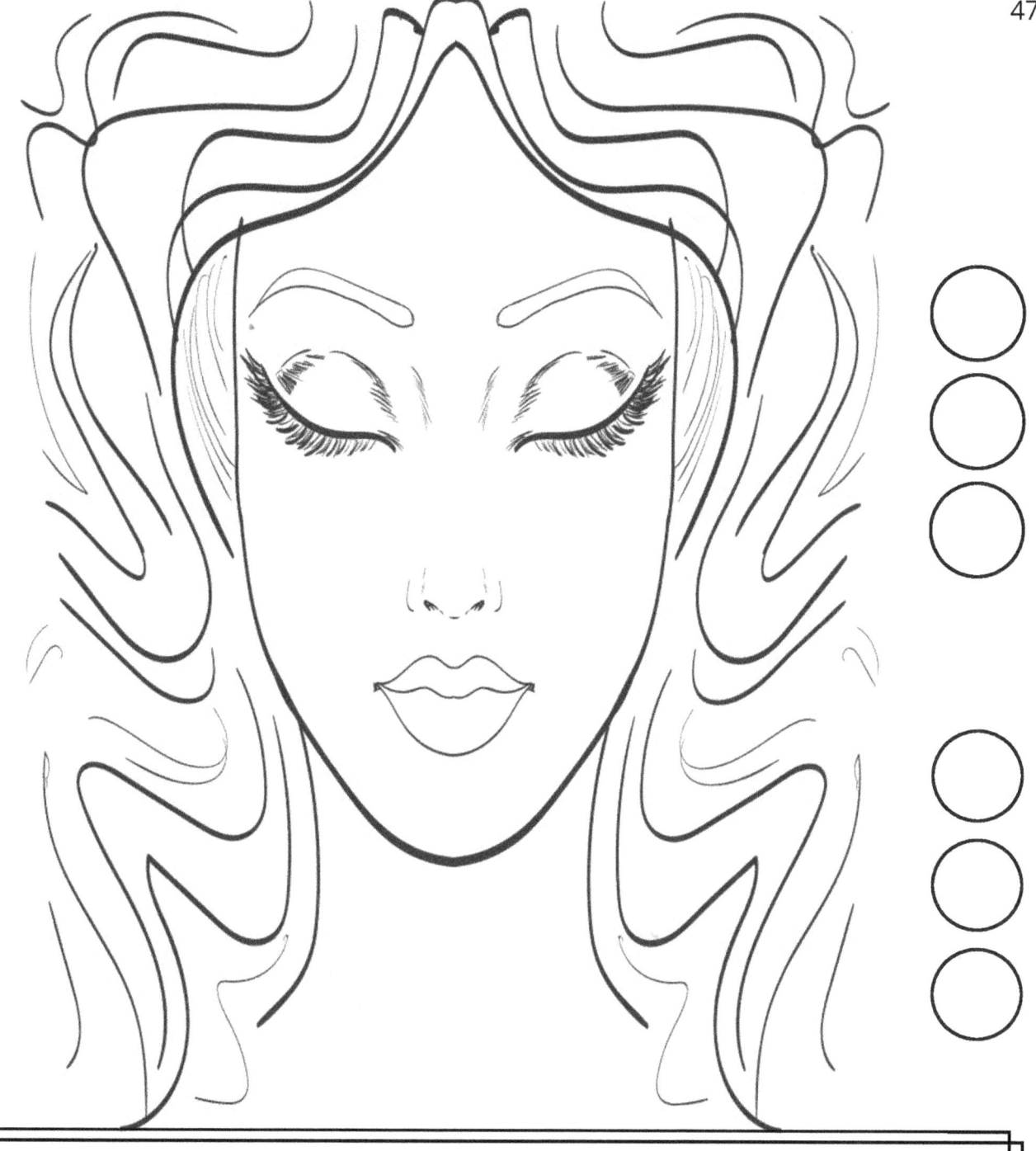

| | |
|---|---|
| Make-up-Stil: _____ | Typ: _____ |
| Foundation: _____ | Dauer: _____ |
| Puder: _____ | Datum: _____ |
| Rouge: _____ | Künstlerin: _____ |
| Kontur: _____ | Anlass: _____ |

Make-up-Stil: _____ Typ: _____
Foundation: _____ Dauer: _____
Puder: _____ Datum: _____
Rouge: _____ Künstlerin: _____
Kontur: _____ Anlass: _____

# Deine Notizen & Inspirationsfotos

Jeder Look erzählt eine Geschichte. Nutze diese Seite, um den Moment festzuhalten - sei es mit einem Selfie, einer Zeichnung oder Notizen, die deinen Fortschritt hervorheben.

**Reflexionsfragen:**
- Zu welchem Anlass habe ich diesen Look getragen?
- Welches Merkmal war am stärksten (Augen, Lippen, Haut)?
- Was würde ich beim nächsten Mal verändern?

***Profi-Tipp***: *Make-up ist Kunst, aber auch Erinnerung. Bewahre sie hier für immer auf.*

# Make-up Übungsseite & Notizen

**Übung bedeutet Fortschritt.** Diese Seite ist dein Trainingsfeld - ein Ort, um deine Fähigkeiten Look für Look zu verfeinern. Perfektion ist nicht das Ziel - Wachstum schon.

**So nutzt du diese Seite:**
- **Experimentieren** - Konzentriere dich jeweils auf ein einzelnes Merkmal (Augen, Lippen, Brauen), um es zu meistern.
- **Beobachten** - Vergleiche verschiedene Stile nebeneinander.
- **Verbessern** - Notiere, was Zeit spart und was dich verlangsamt.
- **Neugierig bleiben** - Make-up entwickelt sich ständig weiter, und das sollte auch deine Praxis tun.

**Reflexion & Notizen:**
- Welche Technik ist mir heute leichter gefallen?
- Welches Detail muss ich noch verfeinern?
- Wie hat mich dieser Look fühlen lassen?

*Profi-Tipp: Die besten Make-up-Artists hören nie auf zu lernen - sie lassen Lernen einfach glamourös aussehen.*

_____

_____

_____

_____

_____

_____

_____

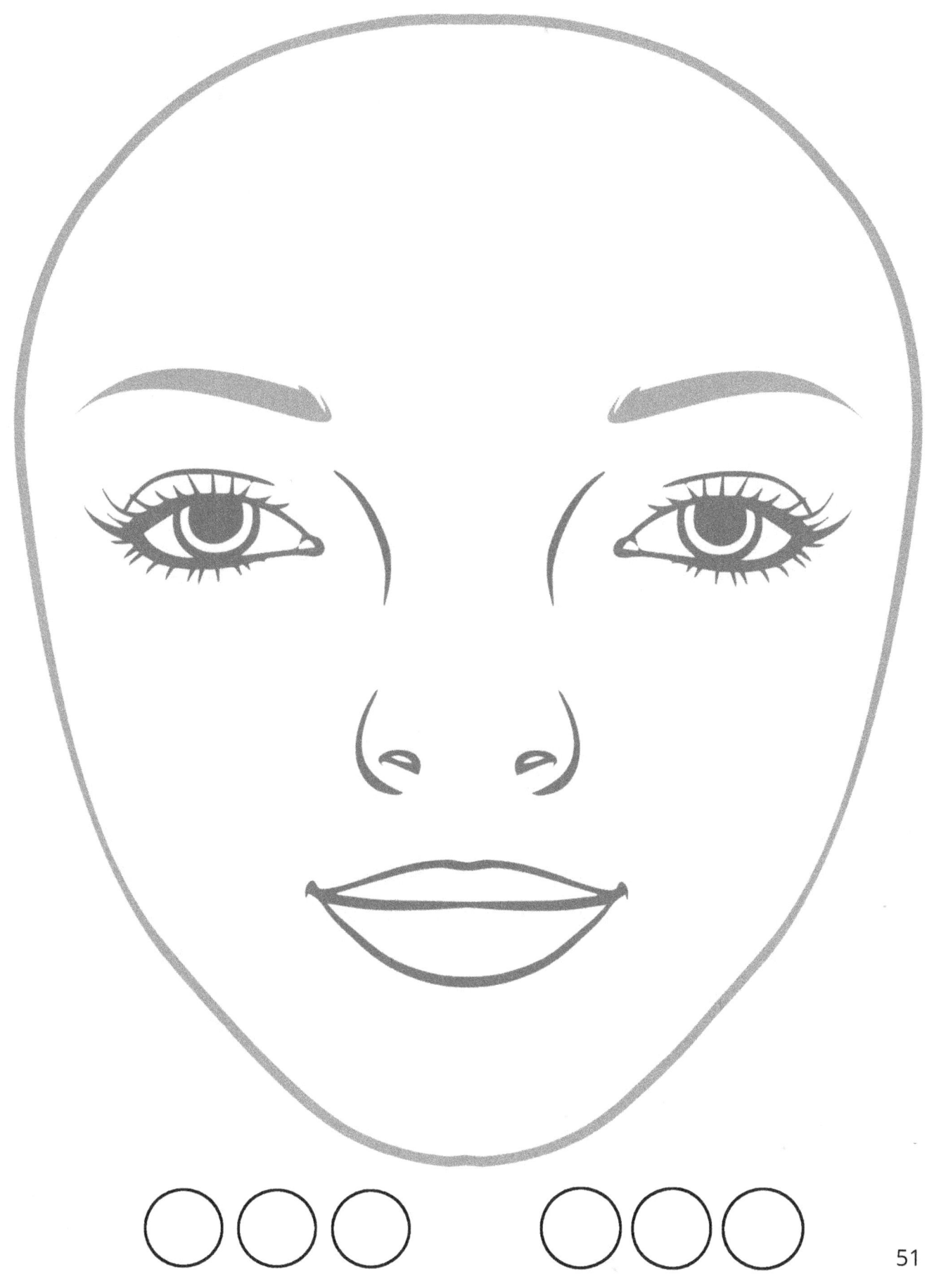

## ⭐ KUNDIN

Name: ......................................................
Datum: ....................................................
Telefon/E-Mail: ......................................
Künstlerin: .............................................

## ⭐ HAUTPFLEGE

Toner: .....................................................
Essenz/Serum: ......................................
Augencreme: ........................................
Feuchtigkeitscreme: ............................
Sonnenschutz: .....................................
Spezialpflege: ......................................

## ⭐ GESICHT

Primer: ...................................................
Concealer: .............................................
Foundation: ..........................................
Puder: ....................................................

## ⭐ AUGEN

Eye Primer: ...........................................
Concealer unter den Augen: ..............
Lidschatten: ..........................................

◯ ◯ ◯ ◯ ◯

Lid: .........................................................
Eyeliner: ................................................
Mascara: ...............................................
Wimpern: ..............................................
Brauen: ..................................................
Brauen-Highlighter: .............................
................................................................

## Make-up Artist

Make-up-Stil: ........................................
Dauer: ....................................................
Anlass: ...................................................

## ⭐ WANGEN

Kontur: ...................................................
Bronzer: .................................................
Highlighter: ...........................................
Rouge: ...................................................

## ⭐ LIPPEN

Lippenpflege: .......................................
Lippenstift: ............................................
Lippenkonturenstift: ............................
Lipgloss: ................................................

◯ ◯ ◯ ◯

Fixierspray: ...........................................
................................................................

## 〰 NOTIZEN

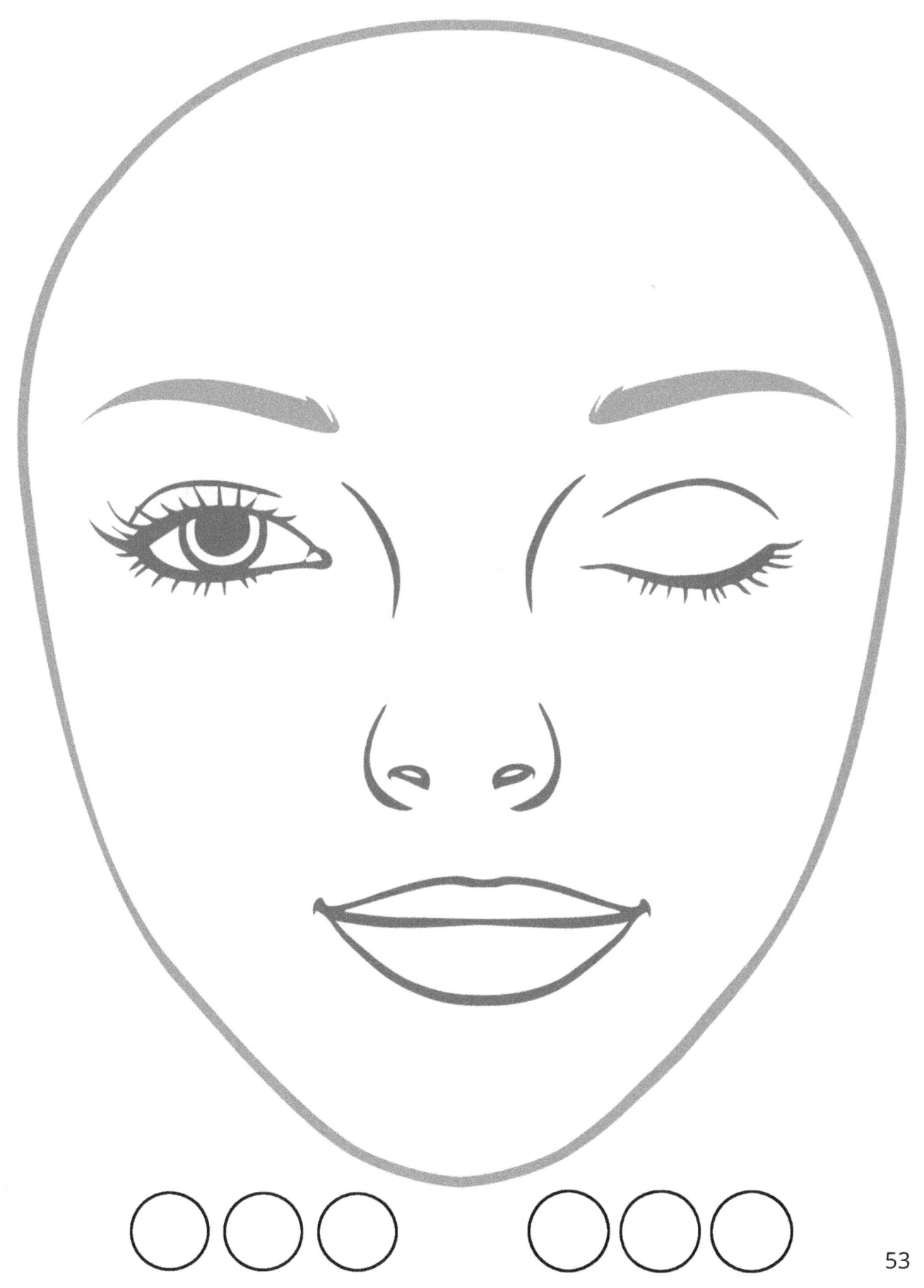

## ⭐ KUNDIN

Name: ..................................................
Datum: ..................................................
Telefon/E-Mail: ....................................
Künstlerin: ...........................................

## Make-up Artist

Make-up-Stil: ......................................
Dauer: ..................................................
Anlass: .................................................

## ⭐ HAUTPFLEGE

Toner: ..................................................
Essenz/Serum: ....................................
Augencreme: ......................................
Feuchtigkeitscreme: ..........................
Sonnenschutz: ....................................
Spezialpflege: .....................................

## ⭐ WANGEN

Kontur: ................................................
Bronzer: ..............................................
Highlighter: .......................................
Rouge: .................................................

## ⭐ GESICHT

Primer: ................................................
Concealer: ..........................................
Foundation: .......................................
Puder: ..................................................

## ⭐ LIPPEN

Lippenpflege: .....................................
Lippenstift: .........................................
Lippenkonturenstift: ........................
Lipgloss: ..............................................

◯ ◯ ◯ ◯

Fixierspray: .........................................

## ⭐ AUGEN

Eye Primer: .........................................
Concealer unter den Augen: ............
Lidschatten: ........................................

◯ ◯ ◯ ◯ ◯

Lid: .......................................................
Eyeliner: ..............................................
Mascara: ..............................................
Wimpern: ............................................
Brauen: ................................................
Brauen-Highlighter: ..........................

## 〰 NOTIZEN

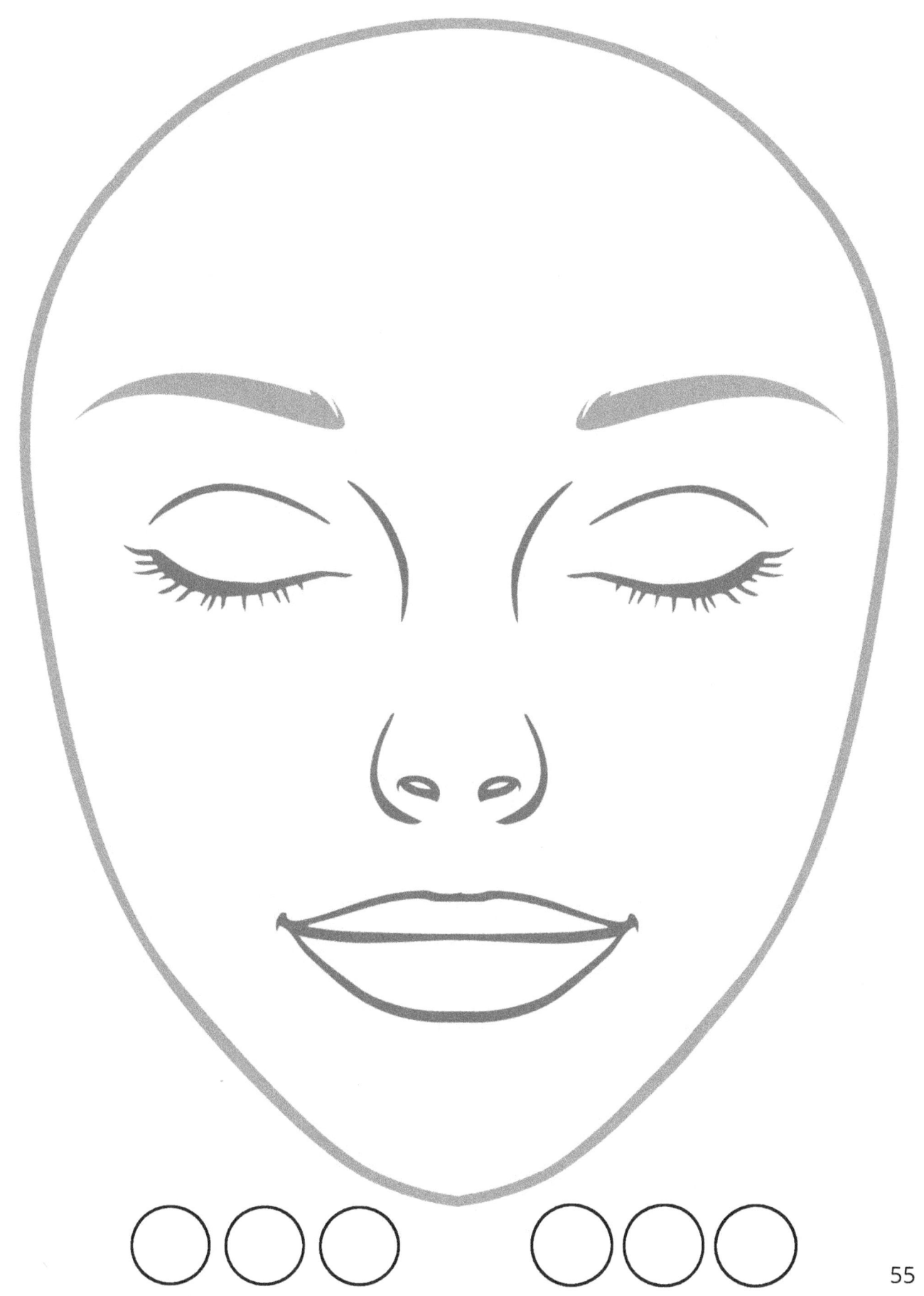

## ⭐ KUNDIN

Name: ..............................
Datum: .............................
Telefon/E-Mail: ....................
Künstlerin: ........................

## Make-up Artist

Make-up-Stil: ......................
Dauer: .............................
Anlass: ............................

## ⭐ HAUTPFLEGE

Toner: .............................
Essenz/Serum: ......................
Augencreme: ........................
Feuchtigkeitscreme: ................
Sonnenschutz: ......................
Spezialpflege: .....................

## ⭐ WANGEN

Kontur: ............................
Bronzer: ...........................
Highlighter: .......................
Rouge: .............................

## ⭐ GESICHT

Primer: ............................
Concealer: .........................
Foundation: ........................
Puder: .............................

## ⭐ LIPPEN

Lippenpflege: ......................
Lippenstift: .......................
Lippenkonturenstift: ...............
Lipgloss: ..........................

◯ ◯ ◯ ◯

Fixierspray: .......................

## ⭐ AUGEN

Eye Primer: ........................
Concealer unter den Augen: .........
Lidschatten: .......................

◯ ◯ ◯ ◯ ◯

Lid: ...............................
Eyeliner: ..........................
Mascara: ...........................
Wimpern: ...........................
Brauen: ............................
Brauen-Highlighter: ................

## NOTIZEN

# Deine Notizen & Inspirationsfotos

Jeder Look erzählt eine Geschichte. Nutze diese Seite, um den Moment festzuhalten - sei es mit einem Selfie, einer Zeichnung oder Notizen, die deinen Fortschritt hervorheben.

**Reflexionsfragen:**

- Zu welchem Anlass habe ich diesen Look getragen?
- Welches Merkmal war am stärksten (Augen, Lippen, Haut)?
- Was würde ich beim nächsten Mal verändern?

*Profi-Tipp*: Make-up ist Kunst, aber auch Erinnerung. Bewahre sie hier für immer auf.

# Make-up Übungsseite & Notizen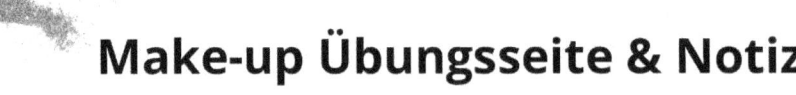

**Kreativität wächst mit Beständigkeit.** Diese Seite erinnert dich daran, regelmäßig zu üben - auch wenn es nur ein paar Minuten am Tag sind. Kleine Schritte summieren sich zu großen Ergebnissen.

### So nutzt du diese Seite:
- **Experimentieren -** Probiere einen schnellen 10-Minuten-Look.
- **Beobachten -** Notiere, welche Abkürzungen trotzdem gut aussehen.
- **Verbessern -** Finde heraus, welche Produkte du wirklich brauchst und auf welche du verzichten kannst.
- **Verspielt bleiben -** Manchmal führen Fehler zu den besten Entdeckungen.

### Reflexion & Notizen:
- Was war heute mein schnellster Erfolg?
- Welches Produkt hat den Look gerettet?
- Was habe ich übertrieben oder gar nicht gebraucht?

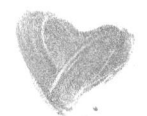

***Profi-Tipp:*** *Großartiges Make-up hängt nicht von vielen Produkten ab - sondern vom klugen Einsatz dessen, was du hast.*

_____

_____

_____

_____

_____

_____

_____

_____

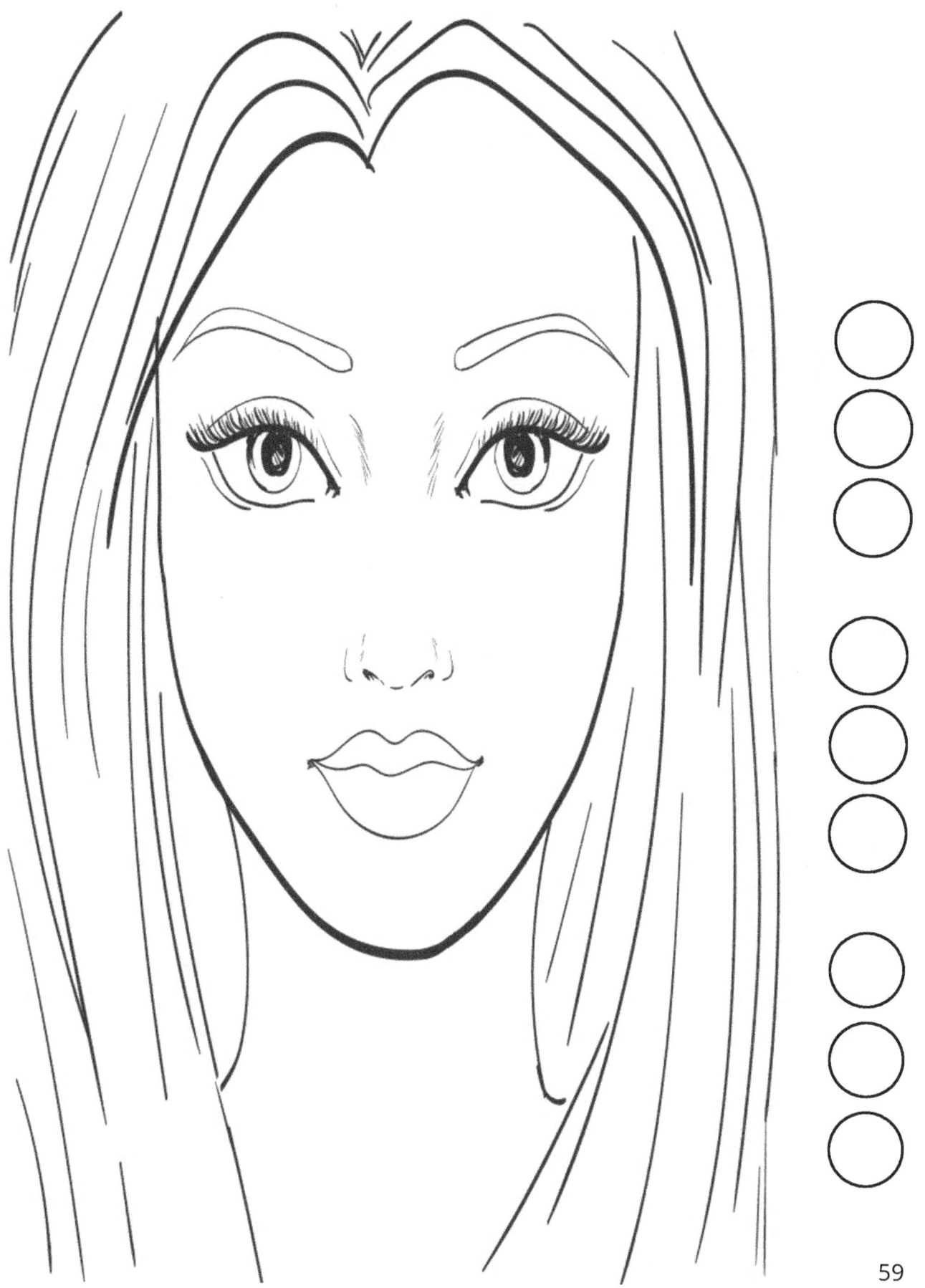

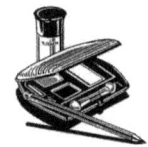 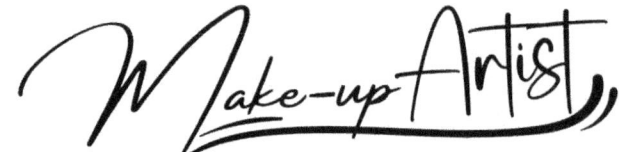 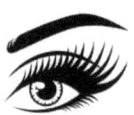

# Fokus: Augen & Brauen

### AUGEN
- Eye Primer: _____
- Lidschatten: _____
- Eyeliner: _____
- Mascara: _____
- Wimpern: _____
- Brauen: _____
- Brauen-Highlighter: _____

### WANGEN
- Kontur: _____
- Rouge: _____
- Highlighter: _____

### NOTIZEN (Fokus auf Augen):
_____
_____
_____

**Profi-Tipp:** „Blenden ist alles - je weicher die Übergänge, desto professioneller wirkt der Look."
_____
_____
_____

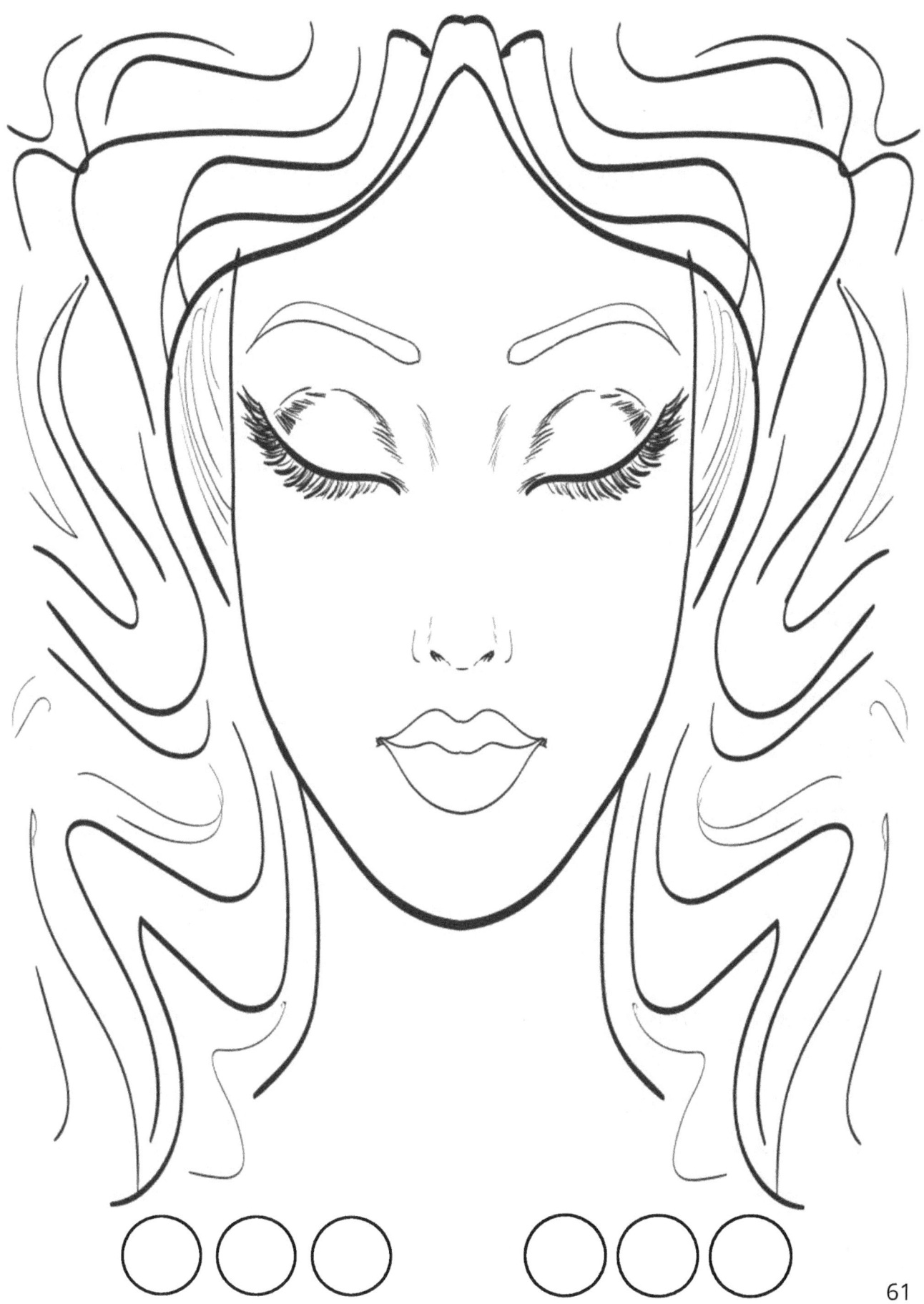

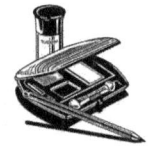 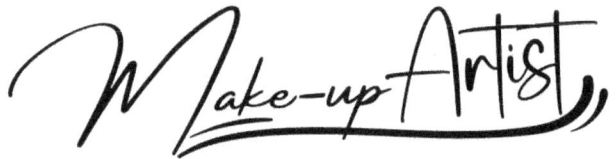 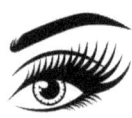

# Fokus: Augen & Brauen

## AUGEN
- Eye Primer: _____
- Lidschatten: _____
- Eyeliner: _____
- Mascara: _____
- Wimpern: _____
- Brauen: _____
- Brauen-Highlighter: _____

## WANGEN
- Kontur: _____
- Rouge: _____
- Highlighter: _____

## NOTIZEN (Fokus auf Augen):
_____
_____
_____

**Profi-Tipp:** „Blenden ist alles - je weicher die Übergänge, desto professioneller wirkt der Look."

_____
_____
_____

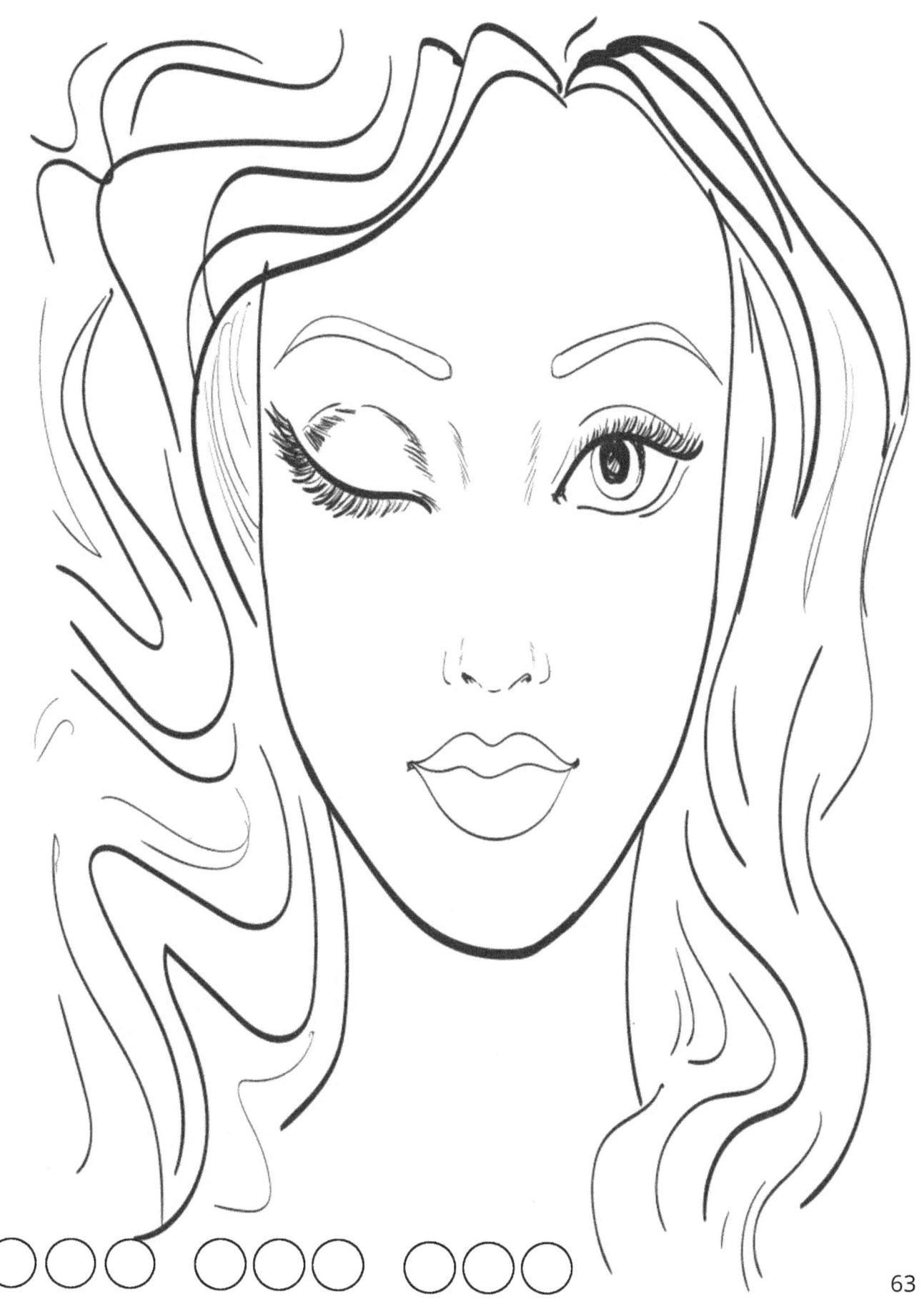

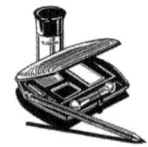
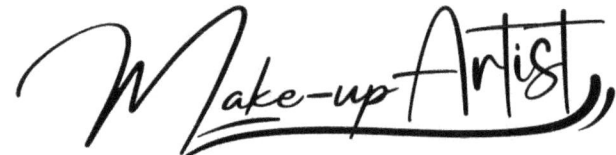
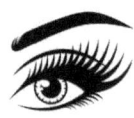

# Fokus: Augen & Brauen

**AUGEN**
- Eye Primer: _____
- Lidschatten: _____
- Eyeliner: _____
- Mascara: _____
- Wimpern: _____
- Brauen: _____
- Brauen-Highlighter: _____

**WANGEN**
- Kontur: _____
- Rouge: _____
- Highlighter: _____

**NOTIZEN (Fokus auf Augen):**
_____
_____
_____

***Profi-Tipp:*** „Blenden ist alles - je weicher die Übergänge, desto professioneller wirkt der Look."

_____
_____
_____

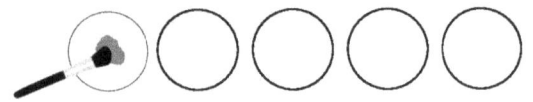
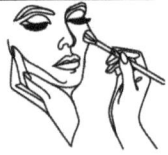
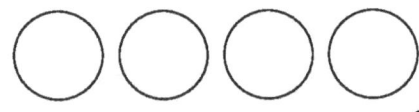

# Deine Notizen & Inspirationsfotos

Dies ist deine persönliche Galerie. Präsentiere deinen Look mit einem Bild und reflektiere über die Techniken, die am besten funktioniert haben.

**Reflexionsfragen:**

- Welcher Teil des Looks ist am meisten aufgefallen?
- Habe ich eine neue Technik oder einen Trick entdeckt?
- Würde ich diesen Look wieder tragen?

*Profi-Tipp: Jede Galerie wächst mit Übung - füge immer neue Meisterwerke hinzu.*

# Make-up Übungsseite & Notizen

**Dies ist dein sicherer Raum**. Kein Urteil, keine Regeln - nur Erkundung. Jeder Versuch bringt mehr Selbstvertrauen und Kontrolle über deine Kunst.

**So nutzt du diese Seite:**
- **Experimentieren -** Brich die Regeln: auffällige Lippen zu auffälligen Augen oder ungewöhnliche Formen.
- **Beobachten -** Achte darauf, wie unkonventionelle Entscheidungen trotzdem harmonisch wirken können.
- **Verbessern -** Notiere ein Risiko, das sich lohnt, erneut einzugehen.
- **Selbstbewusst sein -** Selbstvertrauen lässt auch unvollkommene Looks strahlen.

**Reflexion & Notizen:**
- Welche mutige Entscheidung hat besser funktioniert als erwartet?
- Was würde ich verfeinern, um die Balance zu halten?
- Habe ich mich heute selbst überrascht?

*Profi-Tipp: Manchmal wird „zu viel" genau richtig, wenn es mit Selbstvertrauen getragen wird.*

_____

_____

_____

_____

_____

_____

_____

_____

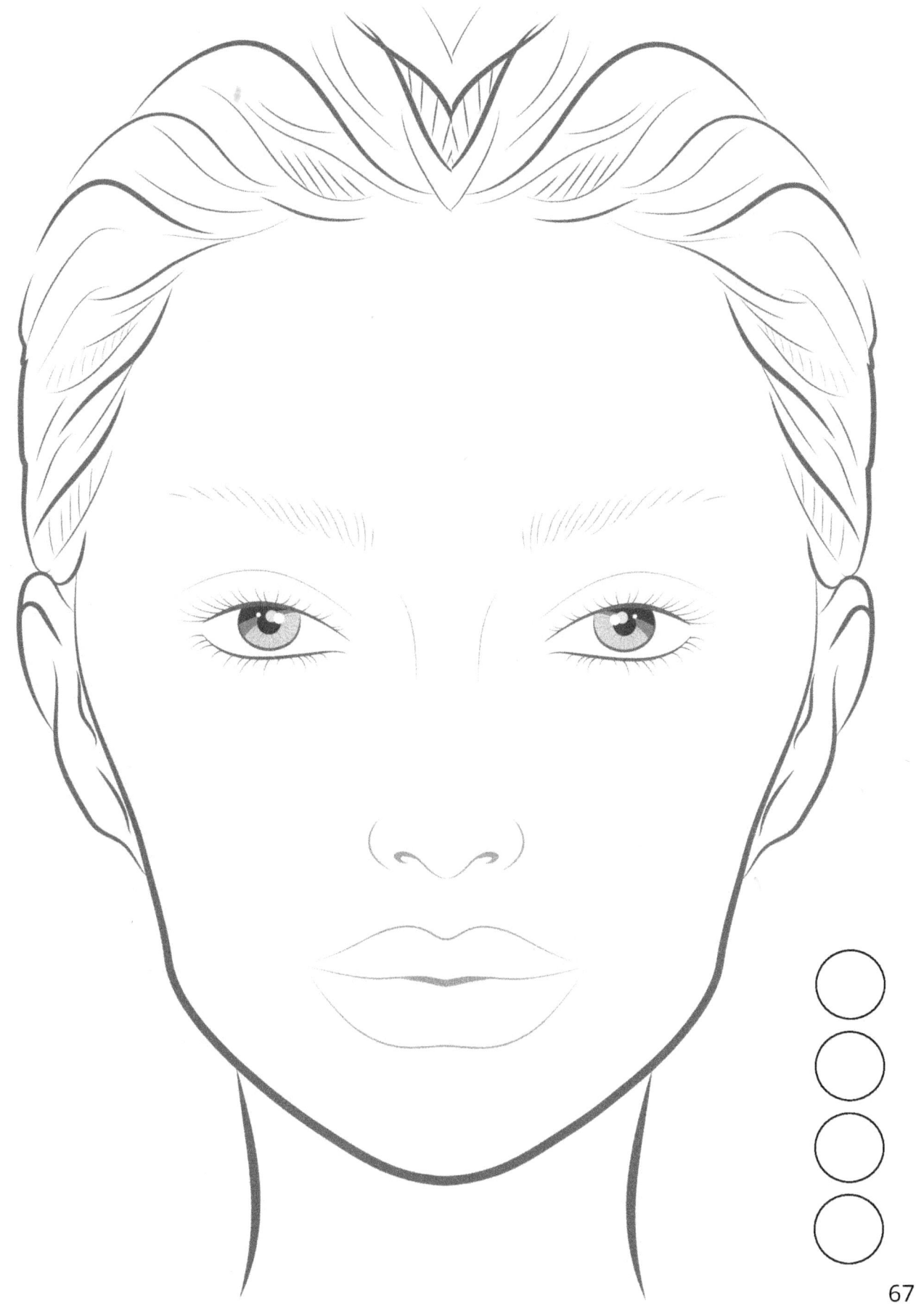

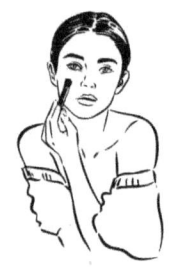

# Fokus: Haut & Gesicht

### HAUTVORBEREITUNG
- Toner: _____
- Essenz/Serum: _____
- Augencreme: _____
- Feuchtigkeitscreme: _____
- Sonnenschutz: _____
- Spezialpflege: _____

### GESICHT
- Primer: _____
- Foundation: _____
- Concealer: _____
- Puder: _____
- Fixierspray: _____

### NOTIZEN (Fokus auf Haut & Teint):
_____
_____
_____

**Profi-Tipp:** „Gesunde, vorbereitete Haut ist die wahre Leinwand - verzichte niemals auf Feuchtigkeit."
_____
_____

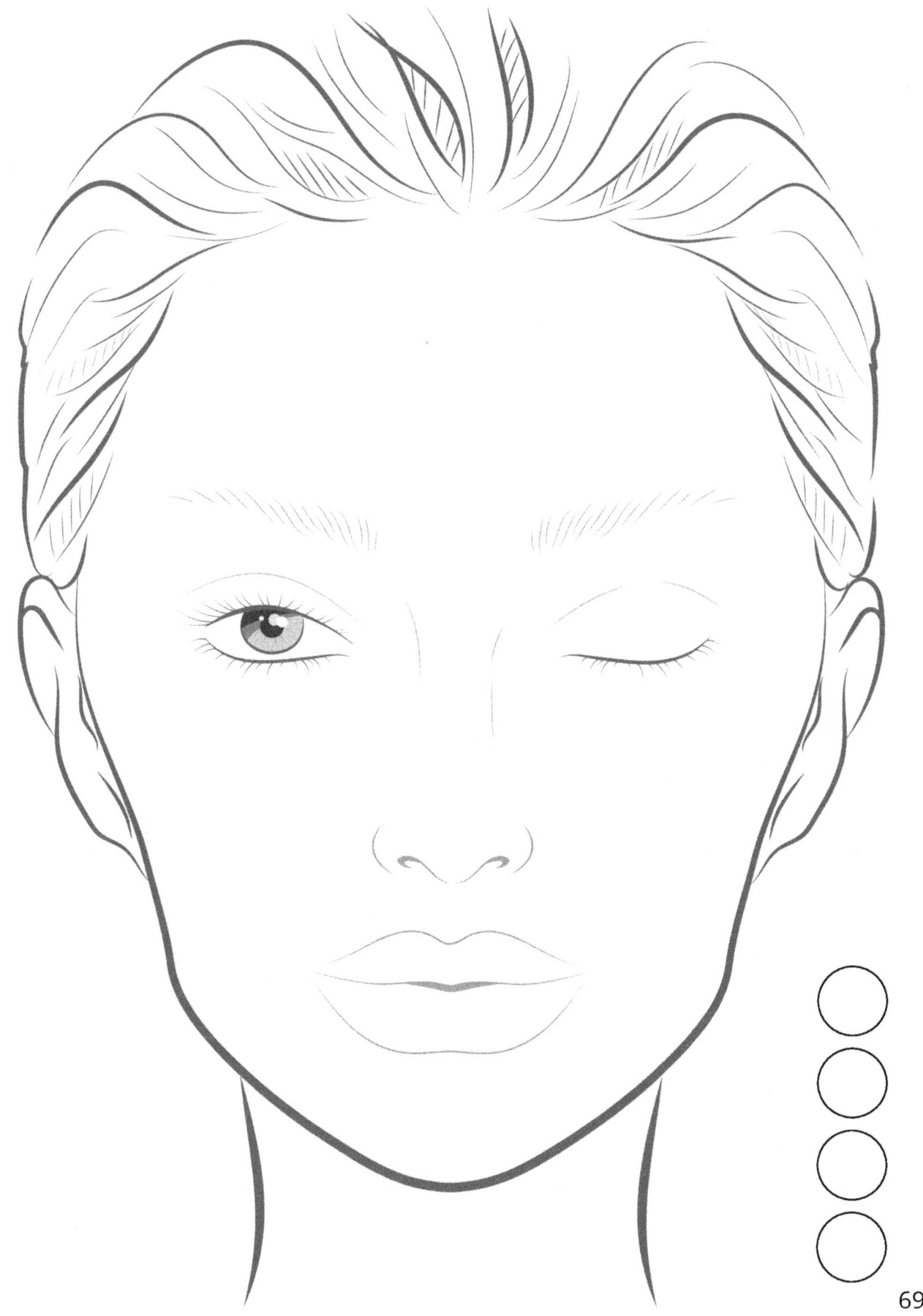

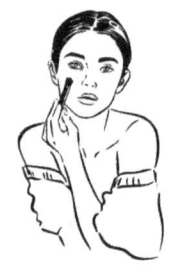
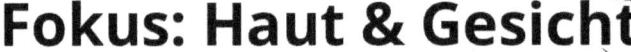

# Fokus: Haut & Gesicht

### HAUTVORBEREITUNG
- Toner: _____
- Essenz/Serum: _____
- Augencreme: _____
- Feuchtigkeitscreme: _____
- Sonnenschutz: _____
- Spezialpflege: _____

### GESICHT
- Primer: _____
- Foundation: _____
- Concealer: _____
- Puder: _____
- Fixierspray: _____

### NOTIZEN (Fokus auf Haut & Teint):
_____
_____
_____

***Profi-Tipp:*** *„Gesunde, vorbereitete Haut ist die wahre Leinwand - verzichte niemals auf Feuchtigkeit."*

_____
_____

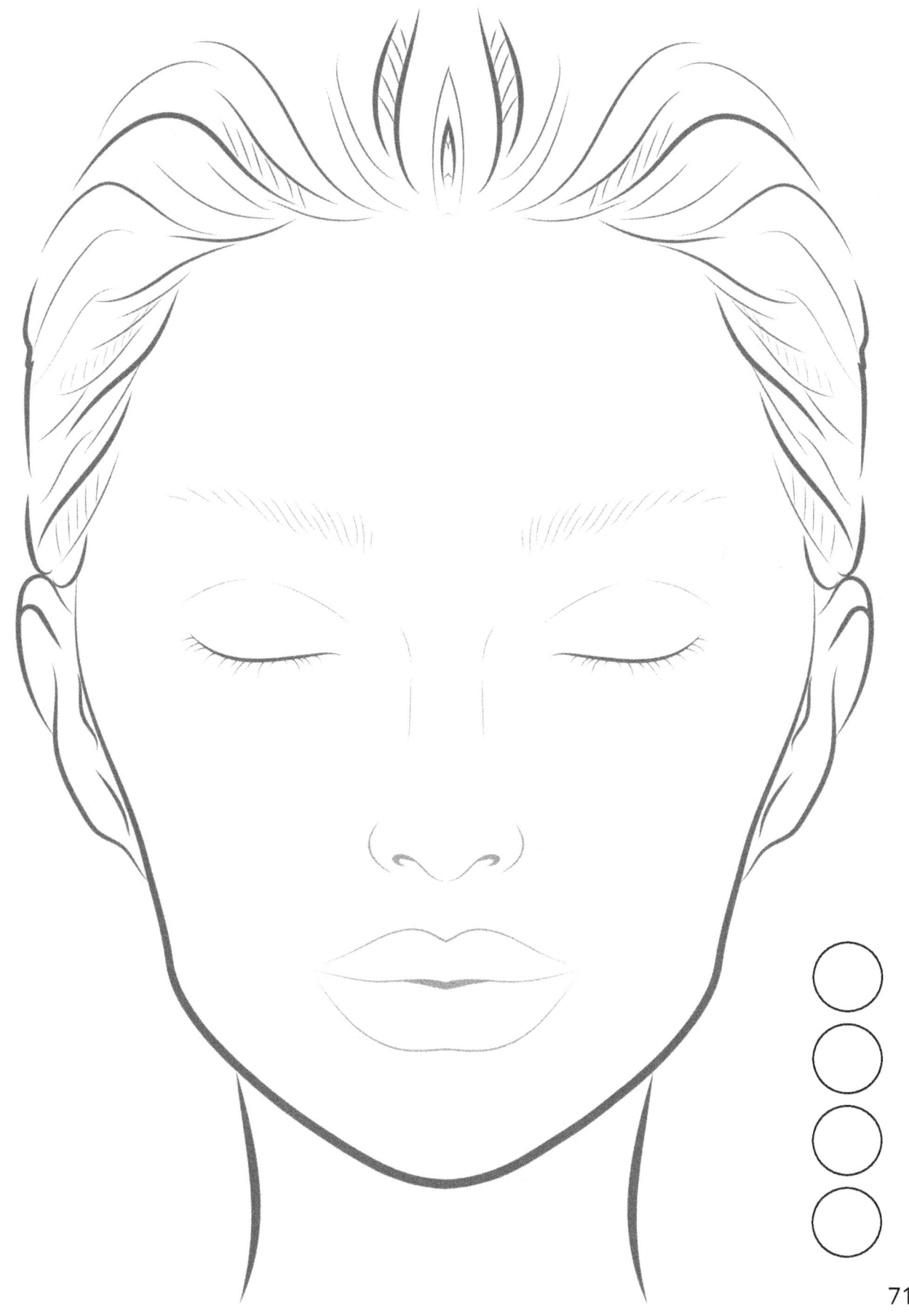

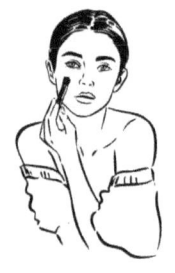

# Fokus: Haut & Gesicht

## HAUTVORBEREITUNG
- Toner: _____
- Essenz/Serum: _____
- Augencreme: _____
- Feuchtigkeitscreme: _____
- Sonnenschutz: _____
- Spezialpflege: _____

## GESICHT
- Primer: _____
- Foundation: _____
- Concealer: _____
- Puder: _____
- Fixierspray: _____

## NOTIZEN (Fokus auf Haut & Teint):
_____
_____
_____

**Profi-Tipp:** „Gesunde, vorbereitete Haut ist die wahre Leinwand - verzichte niemals auf Feuchtigkeit."
_____
_____

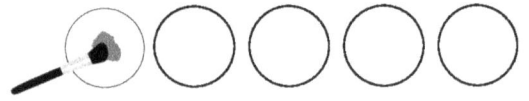 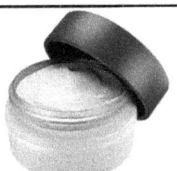 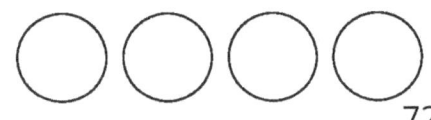

# Deine Notizen & Inspirationsfotos

Dies ist deine persönliche Galerie. Präsentiere deinen Look mit einem Bild und reflektiere über die Techniken, die am besten funktioniert haben.

**Reflexionsfragen:**

- Welcher Teil des Looks ist am meisten aufgefallen?
- Habe ich eine neue Technik oder einen Trick entdeckt?
- Würde ich diesen Look wieder tragen?

***Profi-Tipp:*** *Jede Galerie wächst mit Übung - füge immer neue Meisterwerke hinzu.*

_____

_____

_____

_____

_____

_____

_____

_____

# Make-up Übungsseite & Notizen

**Hier entwickelt sich deine Kunst.** Betrachte diese Seite als Tagebuch deiner kreativen Reise - jede Notiz, jede Skizze und jeder Look formen deinen persönlichen Stil.

**So nutzt du diese Seite:**
- **Experimentieren -** Rekreiere einen Trend, den du bewunderst.
- **Beobachten -** Vergleiche deine Version mit der Vorlage.
- **Verbessern -** Passe die Schritte an deine eigenen Gesichtszüge an.
- **Mach es zu deinem -** Trends sind nur Anregungen; Stil ist persönlich.

**Reflexion & Notizen:**
- Welchen Trend habe ich heute ausprobiert?
- Was stand mir am besten?
- Wie habe ich ihn an meinen Stil angepasst?

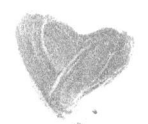

*__Profi-Tipp:__ Folge nicht einfach Trends - schreibe sie in deiner eigenen Sprache neu.*

_____

_____

_____

_____

_____

_____

_____

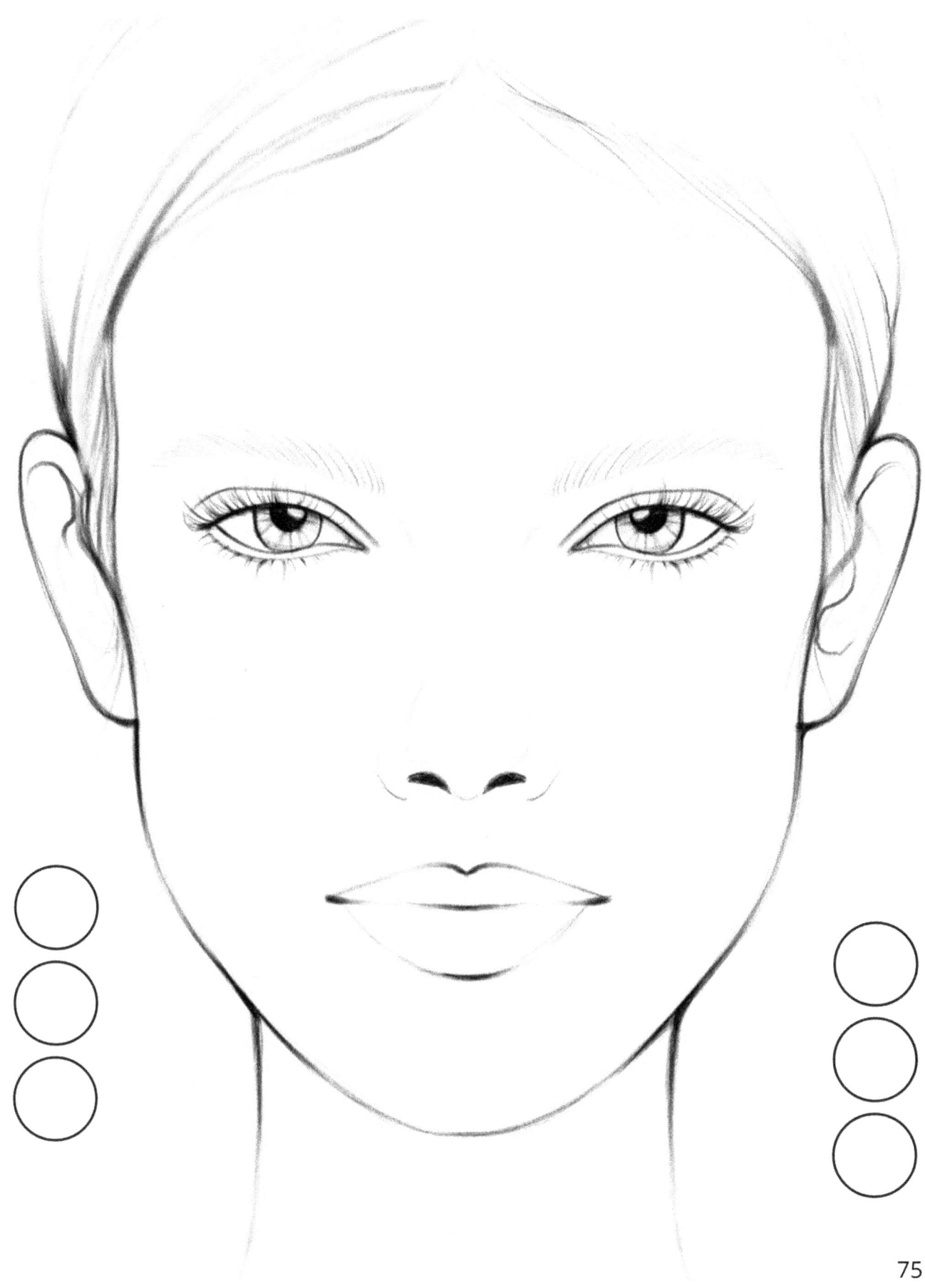

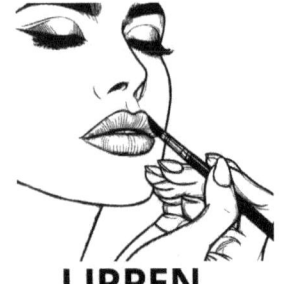
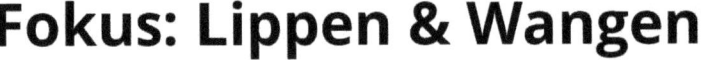
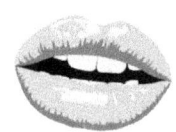

# Fokus: Lippen & Wangen

### LIPPEN
- Lippenpflege: _____
- Lippenkonturenstift: _____
- Lippenstift: _____
- Lipgloss: _____

### WANGEN
- Kontur: _____
- Bronzer: _____
- Rouge: _____
- Highlighter: _____

### AUGEN (Kurze Notizen)
- Mascara: _____
- Brauen: _____

### NOTIZEN (Fokus auf Lippen & Wangen):
_____
_____
_____

**Profi-Tipp:** „Auffällige Lippen oder strahlende Wangen - wähle ein Merkmal, das im Mittelpunkt steht."
_____

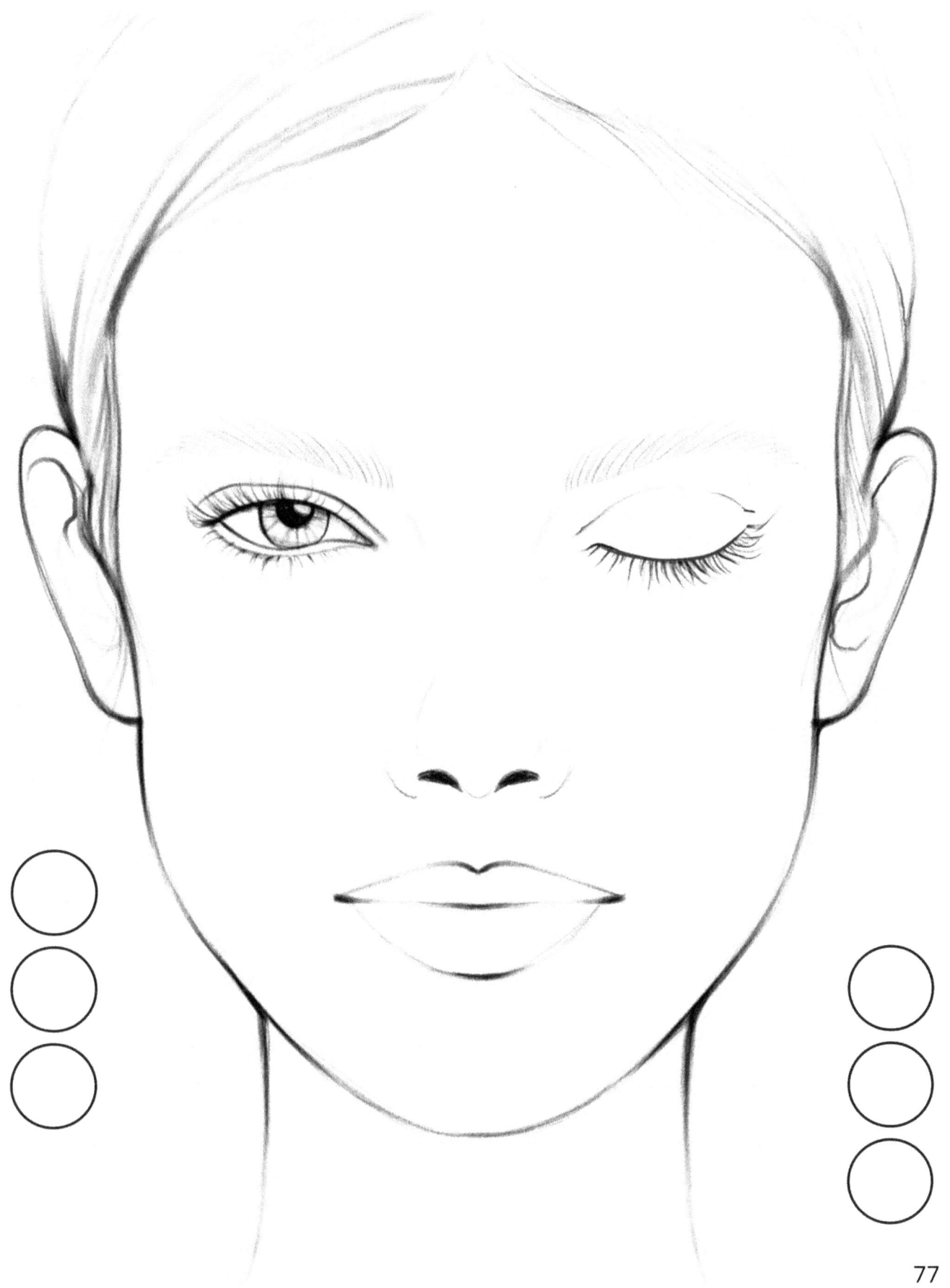

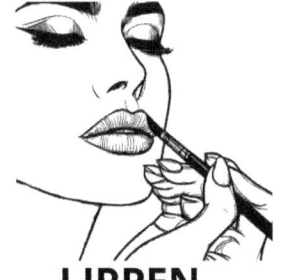

# Fokus: Lippen & Wangen

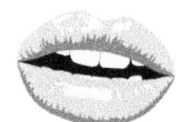

### LIPPEN
- Lippenpflege: _____
- Lippenkonturenstift: _____
- Lippenstift: _____
- Lipgloss: _____

### WANGEN
- Kontur: _____
- Bronzer: _____
- Rouge: _____
- Highlighter: _____

### AUGEN (Kurze Notizen)
- Mascara: _____
- Brauen: _____

### NOTIZEN (Fokus auf Lippen & Wangen):
_____
_____
_____

***Profi-Tipp:*** „Auffällige Lippen oder strahlende Wangen - wähle ein Merkmal, das im Mittelpunkt steht."

_____

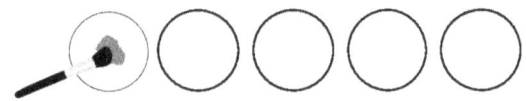 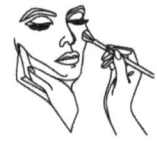 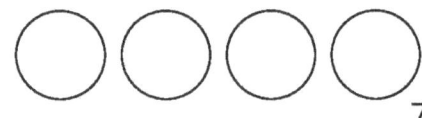

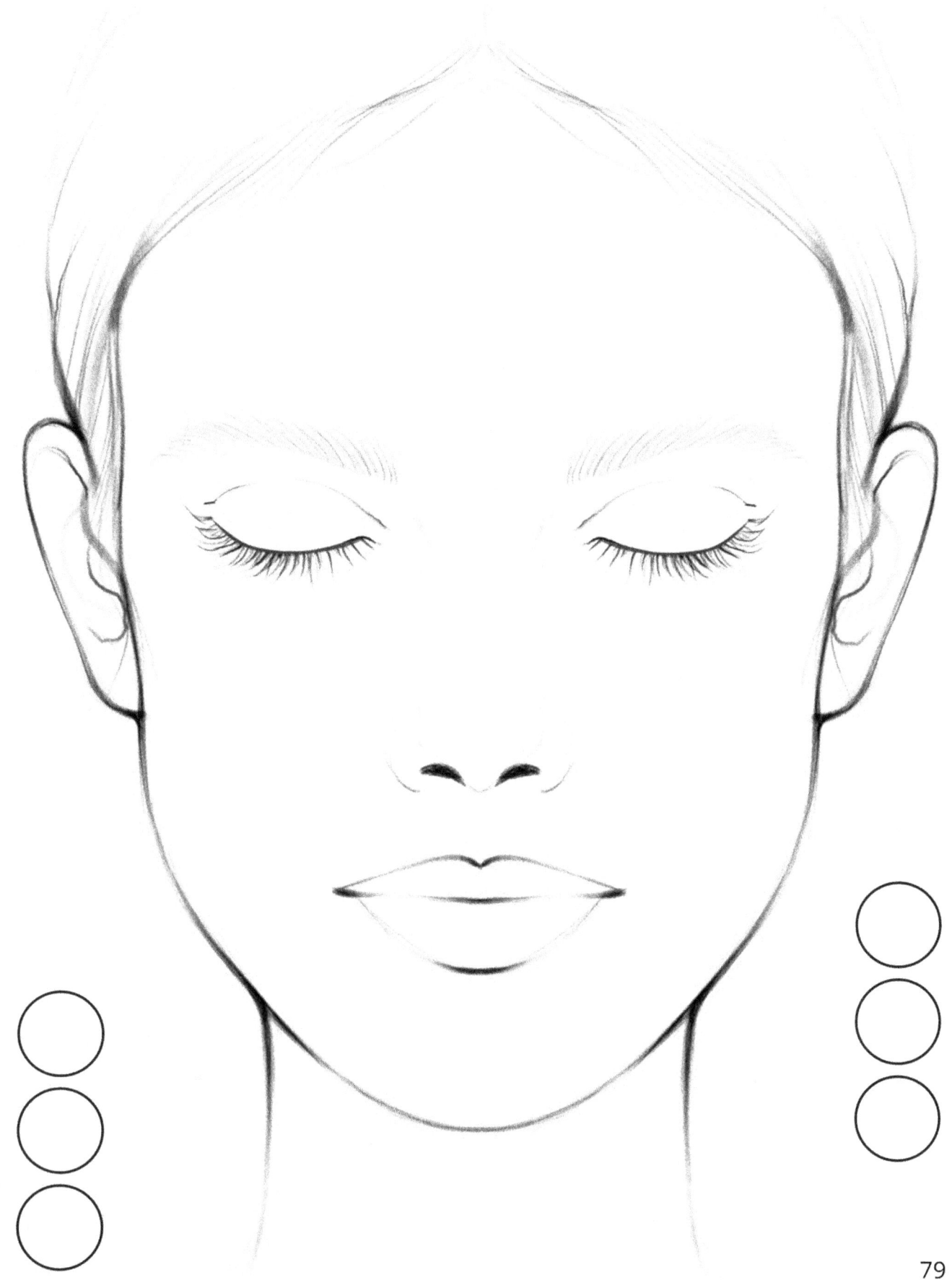

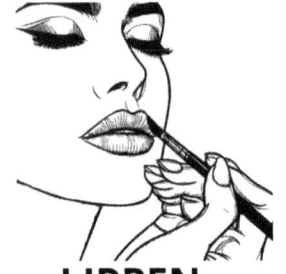

# Fokus: Lippen & Wangen

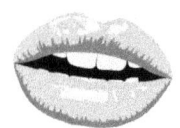

### LIPPEN
- Lippenpflege: _____
- Lippenkonturenstift: _____
- Lippenstift: _____
- Lipgloss: _____

### WANGEN
- Kontur: _____
- Bronzer: _____
- Rouge: _____
- Highlighter: _____

### AUGEN (Kurze Notizen)
- Mascara: _____
- Brauen: _____

### NOTIZEN (Fokus auf Lippen & Wangen):
_____
_____
_____

***Profi-Tipp:*** *„Auffällige Lippen oder strahlende Wangen - wähle ein Merkmal, das im Mittelpunkt steht."*

_____
_____

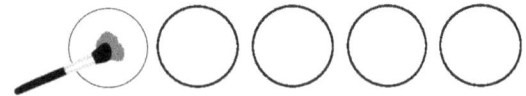 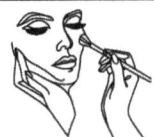 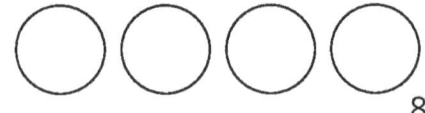

# Deine Notizen & Inspirationsfotos [81]

Betrachte diese Seite als deinen „Vorher & Nachher"-Bereich. Füge ein Foto, eine Skizze oder eine Collage hinzu und schreibe auf, was deinen Look von schlicht zu atemberaubend verwandelt hat.

**Reflexionsfragen:**

- Was war meine größte Verbesserung diesmal?
- Habe ich etwas außerhalb meiner Komfortzone ausprobiert?
- Welche Reaktion habe ich von anderen bekommen?

***Profi-Tipp:*** *Manchmal ist das beste Feedback, wie selbstbewusst du dich innerlich fühlst.*

_____

_____

_____

_____

_____

_____

_____

_____

# Make-up Übungsseite & Notizen

**Ausdauer bringt Meisterschaft.** An manchen Tagen gelingt der Look nicht wie erwartet - und das ist vollkommen in Ordnung. Diese Seite hilft dir, auch von solchen Tagen zu lernen.

**So nutzt du diese Seite:**
- **Experimentieren** - Wiederhole einen Look, der früher nicht geklappt hat.
- **Beobachten** - Erkenne die Unterschiede zwischen heutigen und früheren Ergebnissen.
- **Verbessern** - Ändere jeweils nur ein kleines Detail.
- **Feiern** - Fortschritt wird sichtbar, wenn du zurückblickst.

**Reflexion & Notizen:**
- Was hat sich seit dem letzten Versuch verbessert?
- Was fällt mir noch schwer?
- Was hat mir diesmal mehr Freude bereitet?

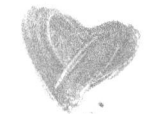

*Profi-Tipp: Wachstum zeigt sich, wenn gestrige Fehler zu heutigen Stärken werden.*

_____

_____

_____

_____

_____

_____

_____

# Name des Looks

_____

Abend
Tag

## Gesicht

_____

Feuchtigkeitscreme

_____

Concealer

_____

Foundation

_____

Highlighter / Rouge

_____

## Augen

Brauen

_____

Lid

_____

Eyeliner

_____

Lidfalte

_____

Mascara

_____

## Lippen

Konturenstift

_____

Lippenfarbe

_____

Gloss

_____

## Notizen

# Name des Looks

_____

Abend
Tag

## Gesicht

Feuchtigkeitscreme

_____

Concealer

_____

Foundation

_____

Highlighter / Rouge

_____

## Augen

Brauen

_____

Lid

_____

Eyeliner

_____

Lidfalte

_____

Mascara

_____

## Lippen

Konturenstift

_____

Lippenfarbe

_____

Gloss

_____

## Notizen

# Name des Looks

_____

Abend
Tag

## Gesicht

Feuchtigkeitscreme

_____

Concealer

_____

Foundation

_____

Highlighter / Rouge

_____

## Augen

Brauen

_____

Lid

_____

Eyeliner

_____

Lidfalte

_____

Mascara

_____

## Lippen

Konturenstift

_____

Lippenfarbe

_____

Gloss

_____

## Notizen

# Deine Notizen & Inspirationsfotos

Betrachte diese Seite als deinen „Vorher & Nachher"-Bereich. Füge ein Foto, eine Skizze oder eine Collage hinzu und schreibe auf, was deinen Look von schlicht zu atemberaubend verwandelt hat.

**Reflexionsfragen:**

- Was war meine größte Verbesserung diesmal?
- Habe ich etwas außerhalb meiner Komfortzone ausprobiert?
- Welche Reaktion habe ich von anderen bekommen?

***Profi-Tipp:*** *Manchmal ist das beste Feedback, wie selbstbewusst du dich innerlich fühlst.*

# Make-up Übungsseite & Notizen

**Jedes Meisterwerk beginnt mit Übung.** Nutze diese Seite als dein kreatives Labor - ein sicherer Ort, um zu experimentieren, mutige Looks zu testen und aus jedem Pinselstrich zu lernen. Jeder Versuch, perfekt oder nicht, bringt dich näher zur Meisterschaft.

### So nutzt du diese Seite:
- **Experimentieren -** Spiele mit verschiedenen Produkten, Nuancen und Texturen.
- **Beobachten -** Achte auf Verblendung, Balance und Symmetrie.
- **Verbessern -** Notiere, was gut funktioniert hat und was du verfeinern würdest.
- **Mutig sein -** Halte dich nicht zurück! Make-up bedeutet Freiheit, keine Regeln.

### Reflexion & Notizen:
- Welche neue Technik habe ich heute ausprobiert?
- Welcher Teil des Looks ist am besten gelungen?
- Was könnte ich nächstes Mal anpassen, um es noch besser zu machen?

***Profi-Tipp:*** *Fortschritt ist wichtiger als Perfektion. Jede gefüllte Seite ist ein Beweis für dein Wachstum als Künstlerin.*

_____

_____

_____

_____

_____

_____

_____

# Name des Looks

_____

Abend
Tag

## Gesicht

Feuchtigkeitscreme

_____

Concealer

_____

Foundation

_____

Highlighter / Rouge

_____

## Augen

Brauen

_____

Lid

_____

Eyeliner

_____

Lidfalte

_____

Mascara

_____

## Lippen

Konturenstift

_____

Lippenfarbe

_____

Gloss

## Notizen

# Name des Looks

_____

Abend
Tag

## Gesicht

Feuchtigkeitscreme

_____

Concealer

_____

Foundation

_____

Highlighter / Rouge

_____

## Augen

Brauen

_____

Lid

_____

Eyeliner

_____

Lidfalte

_____

Mascara

_____

## Lippen

Konturenstift

_____

Lippenfarbe

_____

Gloss

_____

## Notizen

# Name des Looks

_____

Abend
Tag

## Gesicht

_____

Feuchtigkeitscreme

_____

Concealer

_____

Foundation

_____

Highlighter / Rouge

_____

## Augen

Brauen

_____

Lid

_____

Eyeliner

_____

Lidfalte

_____

Mascara

_____

## Lippen

Konturenstift

_____

Lippenfarbe

_____

Gloss

## Notizen

# Deine Notizen & Inspirationsfotos

Halte die Schönheit fest, die du heute geschaffen hast. Nutze diese Seite als Tagebuch - eine Mischung aus Bild, Notizen und Emotionen.

**Reflexionsfragen:**

- Welche Stimmung drückt dieser Look aus?
- Welches Produkt war der „Held" des Looks?
- Was habe ich heute über meinen Stil gelernt?

***Profi-Tipp:*** *Dein Stil ist ein Spiegel deiner Reise - jede Seite fügt ein neues Kapitel hinzu.*

_____

_____

_____

_____

_____

_____

_____

_____

_____

# Make-up Übungsseite & Notizen

**Deine Hände erzählen deine Geschichte.** Jeder Pinselstrich hinterlässt eine Spur deiner Kreativität, deines Geschmacks und deines Wachstums. Nutze diese Seite, um das festzuhalten.

## So nutzt du diese Seite:
- **Experimentieren** - Konzentriere dich auf Texturen: matt, schimmernd, metallisch, glänzend.
- **Beobachten** - Sieh, wie Finishes den gesamten Look verändern.
- **Verbessern** - Halte fest, welche Finishes zu welchen Anlässen passen.
- **Verfeinern** - Entwickle einen Signature-Style durch Wiederholung.

## Reflexion & Notizen:
- Welche Textur hat mich heute am meisten beeindruckt?
- Welches Finish hat den Look hervorgehoben?
- Welche Textur würde ich beim nächsten Mal anders kombinieren?

***Profi-Tipp:*** *Finishes sind entscheidend - dieselbe Farbe in matt oder schimmernd kann völlig unterschiedliche Stimmungen erzeugen.*

_____

_____

_____

_____

_____

_____

_____

# Name des Looks

_____

Abend
Tag

## Gesicht

Feuchtigkeitscreme

_____

Concealer

_____

Foundation

_____

Highlighter / Rouge

_____

## Augen

Brauen

_____

Lid

_____

Eyeliner

_____

Lidfalte

_____

Mascara

_____

## Lippen

Konturenstift

_____

Lippenfarbe

_____

Gloss

## Notizen

# Name des Looks

_____

Abend
Tag

## Gesicht

Feuchtigkeitscreme

_____

Concealer

_____

Foundation

_____

Highlighter / Rouge

_____

## Augen

Brauen

_____

Lid

_____

Eyeliner

_____

Lidfalte

_____

Mascara

_____

## Lippen

Konturenstift

_____

Lippenfarbe

_____

Gloss

## Notizen

# Name des Looks

_____

Abend
Tag

## Gesicht

Feuchtigkeitscreme

_____

Concealer

_____

Foundation

_____

Highlighter / Rouge

_____

## Augen

Brauen

_____

Lid

_____

Eyeliner

_____

Lidfalte

_____

Mascara

_____

## Lippen

Konturenstift

_____

Lippenfarbe

_____

Gloss

## Notizen

# Deine Notizen & Inspirationsfotos

Halte die Schönheit fest, die du heute geschaffen hast. Nutze diese Seite als Tagebuch - eine Mischung aus Bild, Notizen und Emotionen.

**Reflexionsfragen:**
- Welche Stimmung drückt dieser Look aus?
- Welches Produkt war der „Held" des Looks?
- Was habe ich heute über meinen Stil gelernt?

***Profi-Tipp:*** *Dein Stil ist ein Spiegel deiner Reise - jede Seite fügt ein neues Kapitel hinzu.*

# Make-up Übungsseite & Notizen

**Die Reise endet nie.** Diese Seite ist ein weiterer Schritt in deiner künstlerischen Entwicklung. Betrachte sie als Erinnerung daran, dass jeder neue Look ein frischer Anfang ist.

### So nutzt du diese Seite:
- **Experimentieren -** Versuche, den Look einer Prominenten oder Influencerin nachzumachen.
- **Beobachten -** Vergleiche deine Version mit dem Inspirationsbild.
- **Verbessern -** Finde Wege, den Look an deine einzigartigen Merkmale anzupassen.
- **Spaß haben -** Erinnere dich daran, warum du begonnen hast: Freude an Kreativität.

### Reflexion & Notizen:
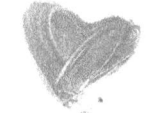
- Wer hat mich heute inspiriert?
- Welcher Teil kam dem Vorbild am nächsten?
- Wie habe ich den Look zu meinem gemacht?

***Profi-Tipp:*** *Inspiration ist nur ein Funke - deine Kunst ist die Flamme.*

_____

_____

_____

_____

_____

_____

_____

# Name des Looks

_____

Abend
Tag

## Gesicht

Feuchtigkeitscreme

_____

Concealer

_____

Foundation

_____

Highlighter / Rouge

_____

## Augen

Brauen

_____

Lid

_____

Eyeliner

_____

Lidfalte

_____

Mascara

_____

## Lippen

Konturenstift

_____

Lippenfarbe

_____

Gloss

## Notizen

# Name des Looks

_____

Abend
Tag

# Gesicht

Feuchtigkeitscreme

_____

Concealer

_____

Foundation

_____

Highlighter / Rouge

_____

# Augen

Brauen

_____

Lid

_____

Eyeliner

_____

Lidfalte

_____

Mascara

_____

# Lippen

Konturenstift

_____

Lippenfarbe

_____

Gloss

# Notizen

# Name des Looks

_____

Abend
Tag

## Gesicht

Feuchtigkeitscreme

_____

Concealer

_____

Foundation

_____

Highlighter / Rouge

_____

## Augen

Brauen

_____

Lid

_____

Eyeliner

_____

Lidfalte

_____

Mascara

_____

## Lippen

Konturenstift

_____

Lippenfarbe

_____

Gloss

## Notizen

# Deine Notizen & Inspirationsfotos

Dies ist deine persönliche Galerie. Verfolge hier deinen Fortschritt, halte deine Lieblingslooks fest und reflektiere über deine Reise.

Füge Selfies, Inspirationsfotos oder Ausschnitte hinzu, um deine Designs zum Leben zu erwecken!

**Fragen zur Reflexion:**
- Was hat diesen Look inspiriert?
- Welche Produkte oder Farben haben am besten funktioniert?
- Was würde ich beim nächsten Mal anders machen?
- Wie habe ich mich beim Schminken gefühlt?

*Tipp:* Drucke ein Selfie, ein Polaroid oder sogar einen Magazinausschnitt aus und klebe es hier ein. Vergleiche dein Übungs-Chart mit dem Ergebnis im echten Leben!

# Make-up Übungsseite & Notizen

**Jedes Meisterwerk beginnt mit Übung.** Nutze diese Seite als dein kreatives Labor - ein sicherer Raum zum Experimentieren, Ausprobieren gewagter Looks und zum Lernen aus jedem Pinselstrich. Jeder Versuch, ob perfekt oder nicht, bringt dich näher zur Meisterschaft.

### So nutzt du diese Seite:
- **Experimentieren** - Spiele mit verschiedenen Produkten, Nuancen und Texturen.
- **Beobachten** - Achte auf Verblenden, Balance und Symmetrie.
- **Verbessern** - Notiere, was gut funktioniert hat und was du beim nächsten Mal verfeinern würdest.
- **Mutig sein** - Halte dich nicht zurück! Make-up ist Freiheit, keine Regeln.

### Reflexion & Notizen:
- Welche neue Technik habe ich heute ausprobiert?
- Welcher Teil des Looks ist am besten gelungen?
- Was könnte ich anpassen, um es nächstes Mal noch besser zu machen?

*Profi-Tipp:* Fortschritt ist wichtiger als Perfektion. Jede gefüllte Seite ist ein Beweis für dein Wachstum als Künstlerin.

_____
_____
_____
_____
_____
_____
_____

Make-up-Stil: _____  Typ: _____
Foundation: _____  Dauer: _____
Puder: _____  Datum: _____
Rouge: _____  Künstlerin: _____
Kontur: _____  Anlass: _____

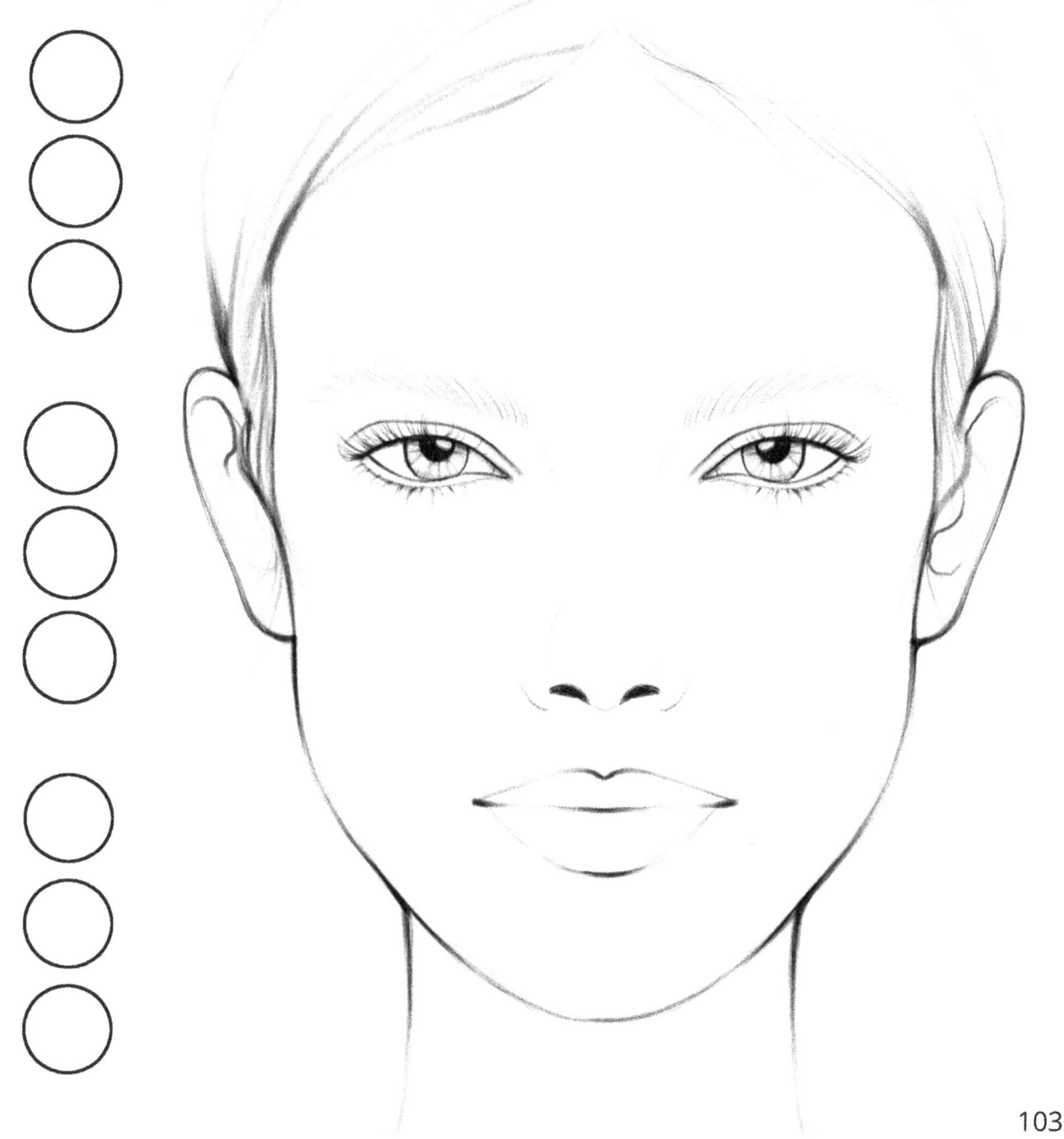

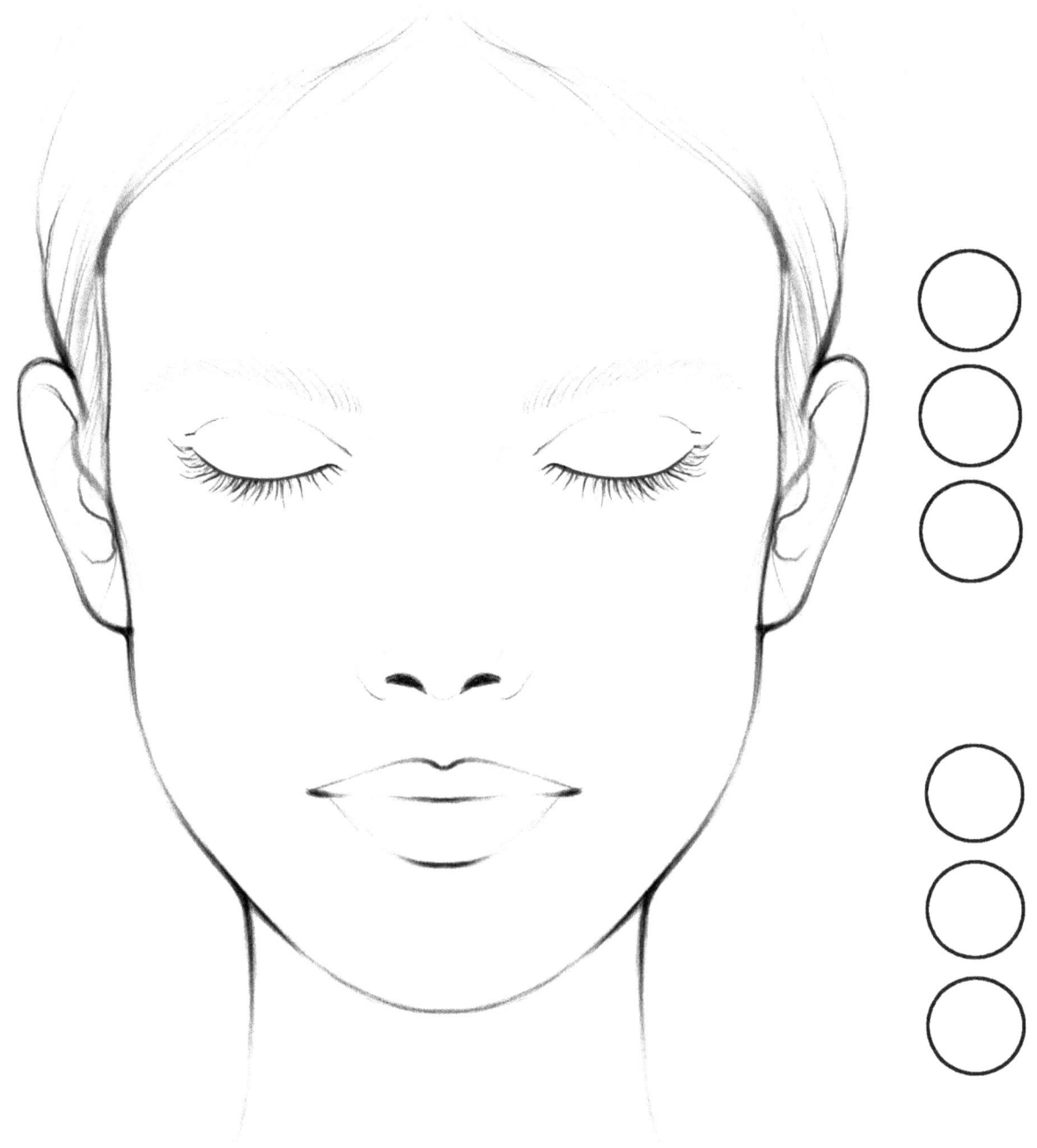

Make-up-Stil: _____ Typ: _____

Foundation: _____ Dauer: _____

Puder: _____ Datum: _____

Rouge: _____ Künstlerin: _____

Kontur: _____ Anlass: _____

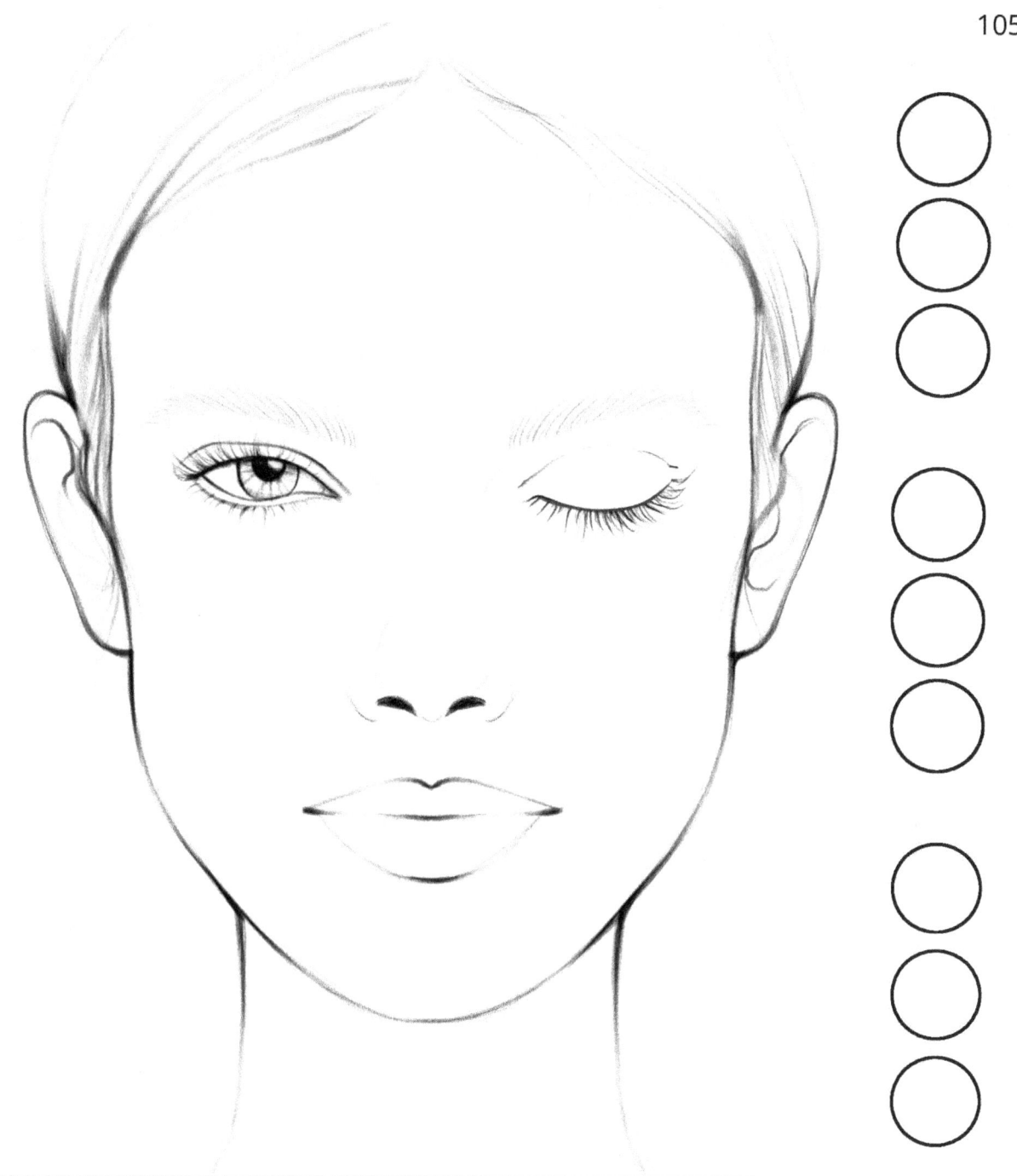

Make-up-Stil: _____  Typ: _____
Foundation: _____  Dauer: _____
Puder: _____  Datum: _____
Rouge: _____  Künstlerin: _____
Kontur: _____ Anlass: _____

Make-up-Stil: _____  Typ: _____
Foundation: _____  Dauer: _____
Puder: _____  Datum: _____
Rouge: _____  Künstlerin: _____
Kontur: _____  Anlass: _____

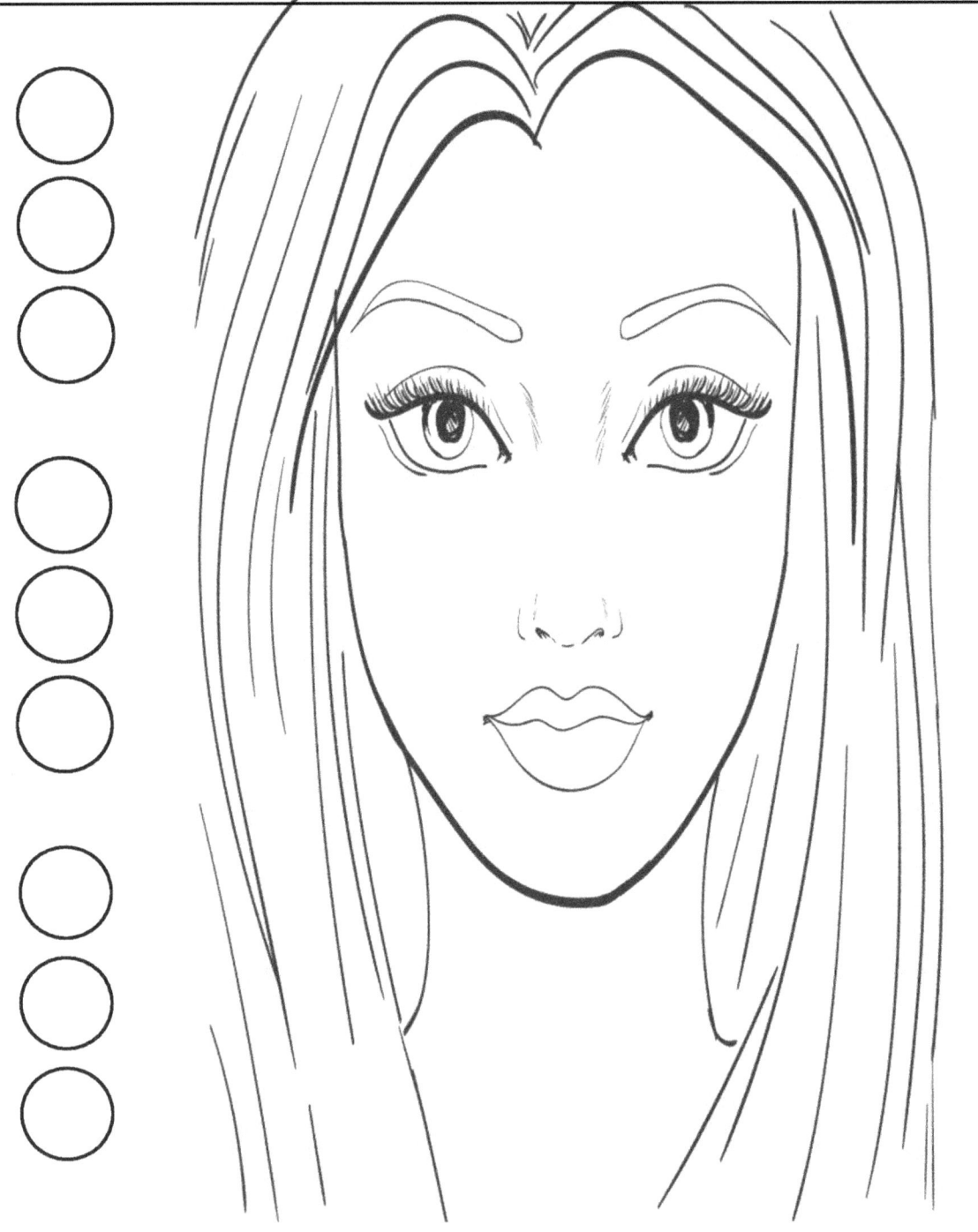

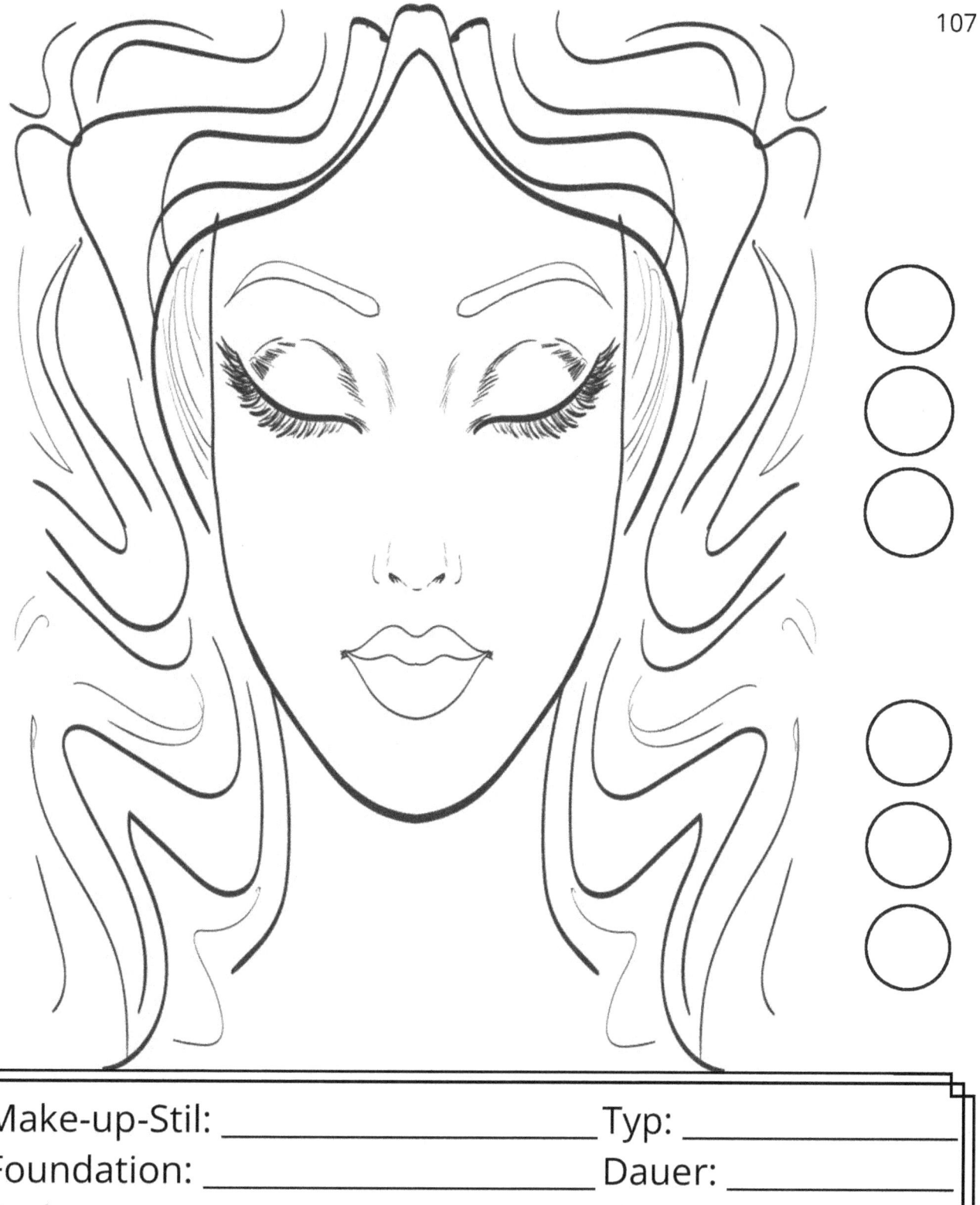

Make-up-Stil: _____  Typ: _____
Foundation: _____  Dauer: _____
Puder: _____  Datum: _____
Rouge: _____  Künstlerin: _____
Kontur: _____  Anlass: _____

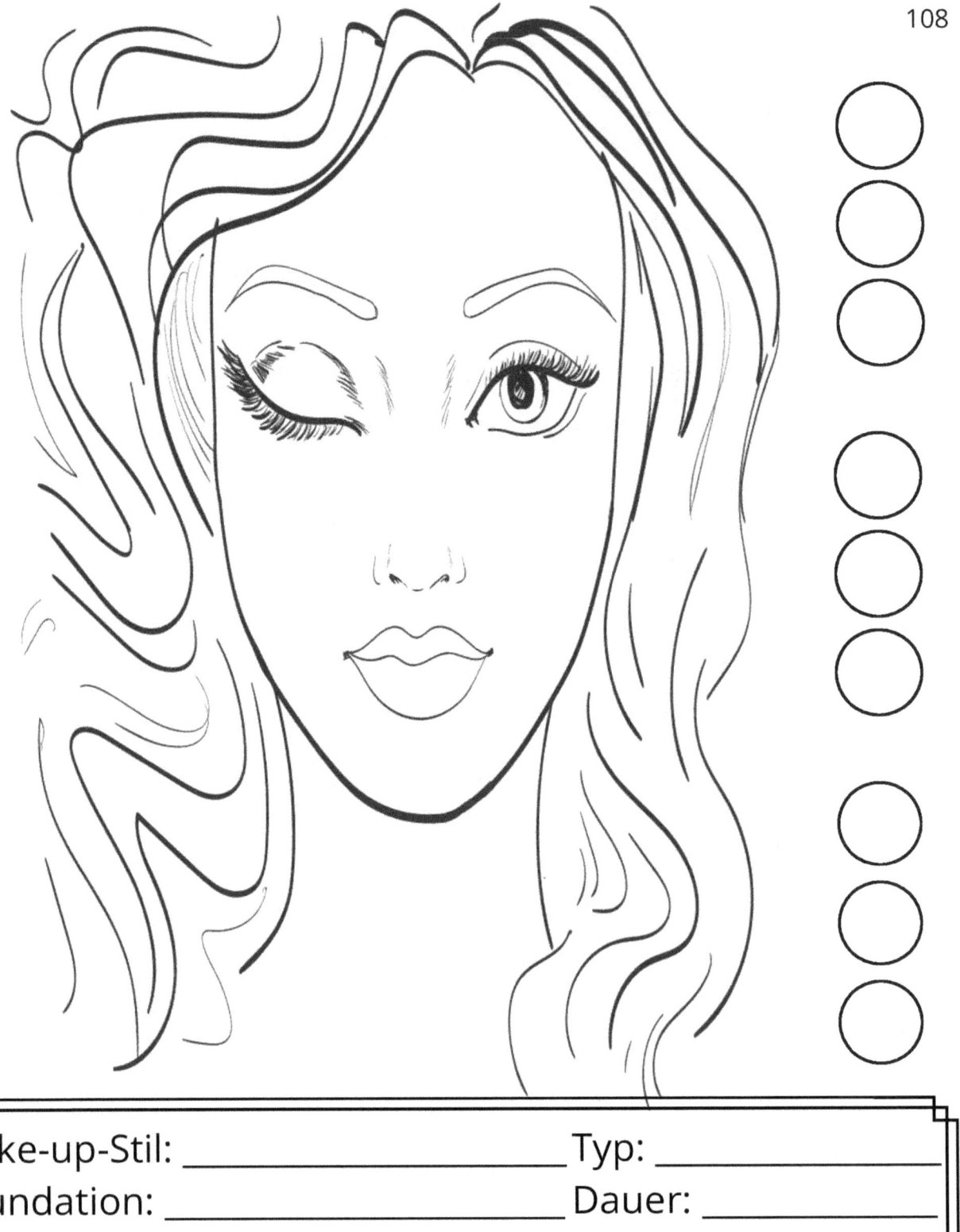

| | |
|---|---|
| Make-up-Stil: _____ | Typ: _____ |
| Foundation: _____ | Dauer: _____ |
| Puder: _____ | Datum: _____ |
| Rouge: _____ | Künstlerin: _____ |
| Kontur: _____ | Anlass: _____ |

# Checkliste für Make-up Artists

Jede Künstlerin braucht die richtigen Werkzeuge. Nutze diese Checkliste, um deine wichtigsten Produkte im Blick zu behalten. Hake die Kästchen ab, wenn dein Kit wächst, und ergänze deine eigenen Must-haves am Ende!

**Produkte für das Gesicht**
- Primer
- Foundation
- Concealer
- Fixierpuder
- Rouge
- Bronzer
- Highlighter

**Augen**
- Augenbrauenstift / Gel
- Lidschattenpalette
- Eyeliner
- Mascara
- Künstliche Wimpern & Kleber
- Eye Primer

**Lippen**
- Lipliner
- Lippenstift
- Lipgloss / Balm

**Tools & Pinsel**
- Foundation-Pinsel / Schwamm
- Puderpinsel
- Rougepinsel
- Blender-Pinsel
- Eyeliner-Pinsel
- Lippenpinsel
- Wimpernzange

**Hautvorbereitung**
- Reinigung
- Feuchtigkeitscreme
- Sonnenschutz
- Toner / Essence
- Augencreme

_____

_____

_____

# Meine Lieblingsprodukte

„Diese Seite ist nur für dich! Notiere deine Go-to-Produkte - die, ohne die du nicht leben kannst. Von deiner absoluten Lieblings-Foundation bis zu deinem liebsten Lippenstift: Erstelle deine persönliche Liste an Beauty-Schätzen."

- Foundation, die ich am meisten liebe:

- Meine Go-to-Lidschattenpalette:

- Bester Alltags-Lippenstift:

- Mein liebster Highlighter:

- Unverzichtbares Tool/Pinsel:

_____

_____

_____

_____

_____

_____

_____

_____

_____

# Mein persönliches Make-up-Journal

**Ein kleiner Raum für deine abschließende Reflexion.**

Du hast das Ende dieses Arbeitsbuchs erreicht - doch in Wahrheit ist dies nur der Anfang deiner Reise als Make-up Artist. Nutze diese Seite, um deine Gedanken, Erkenntnisse und zukünftigen Ziele festzuhalten:

- Was ich gelernt habe:

- Meine Lieblingslooks:

- Meine nächsten Ziele als Make-up Artist:

*„Jedes Gesicht, das du schminkst, ist eine neue Leinwand. Lerne weiter, kreiere weiter, strahle weiter."*

_____
_____
_____
_____
_____
_____
_____
_____
_____

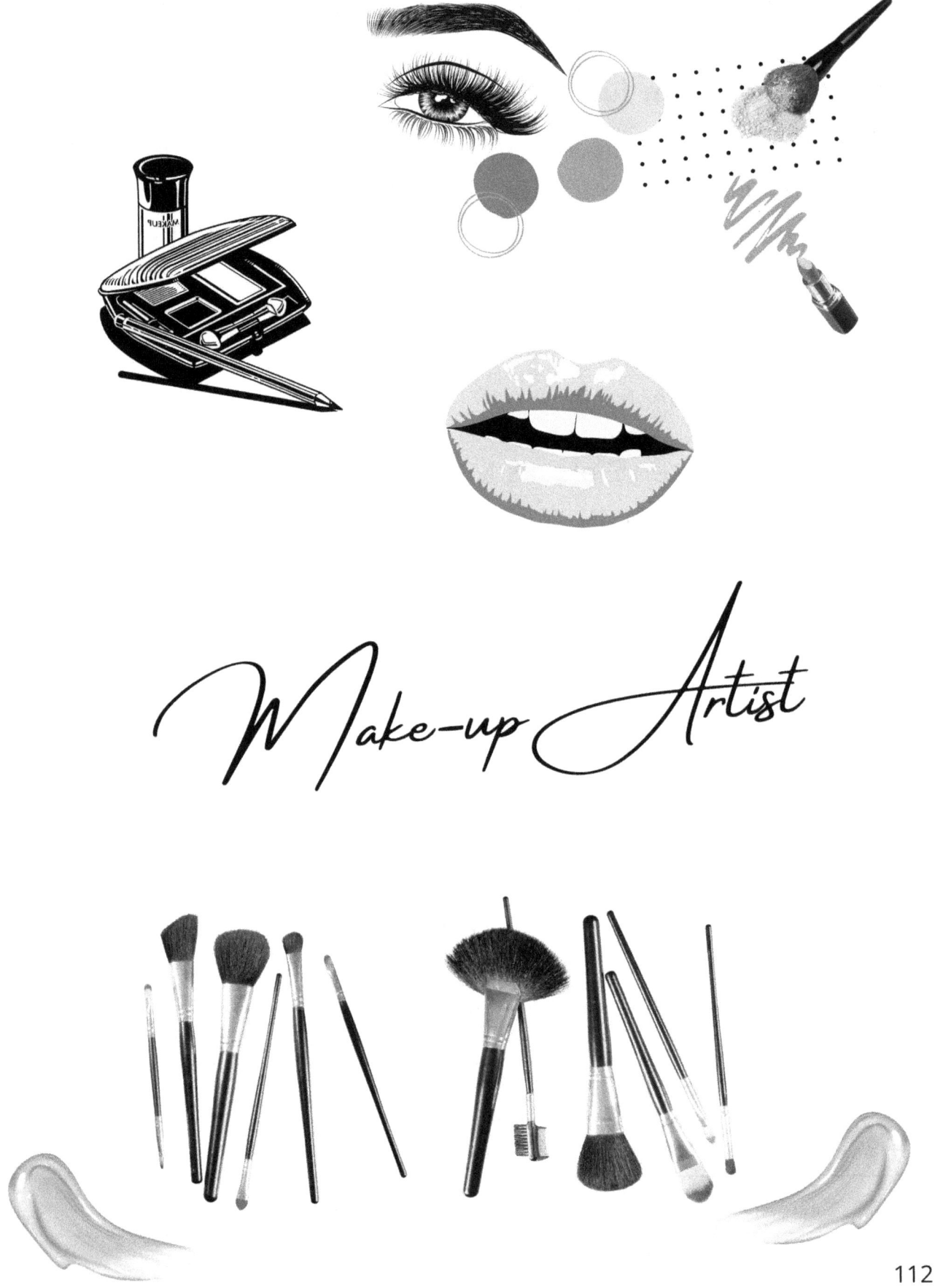

# Herzlichen Glückwunsch!
# Du hast es geschafft!

**Herzlichen Glückwunsch, wunderbare Künstlerin!**

Du hast die letzten Seiten dieses Make-up-Übungsbuchs erreicht - das bedeutet, du hast Zeit, Energie und Kreativität investiert, um die beste Version deiner selbst als Künstlerin zu werden. Egal, ob du als Anfängerin gestartet bist oder bereits Erfahrung hattest - jedes Face Chart, das du ausgefüllt, und jede Notiz, die du geschrieben hast, war ein Schritt vorwärts auf deiner Reise.

Make-up ist mehr als Produkte und Pinsel. Es geht um Ausdruck, Übung und Leidenschaft. Jede Seite, die du abgeschlossen hast, brachte dich näher daran, neue Techniken zu meistern und deinen eigenen einzigartigen Stil zu entdecken.

**Erinnere dich**: Wachstum kommt durch Beständigkeit. Probiere weiter aus, entdecke Neues, und vor allem: Habe Spaß mit deiner Kunst!

**Wir würden uns freuen, von dir zu hören!**

Dein Feedback bedeutet uns die Welt. Wenn dich dieses Arbeitsbuch inspiriert oder unterstützt hat, nimm dir bitte einen Moment Zeit, eine Rezension zu teilen. Das ermutigt nicht nur uns, sondern hilft auch anderen Make-up-Liebhabern, dieses Buch zu entdecken und ihre eigene Reise zu beginnen.

**Erzähl uns, wie dieses Buch deine Kreativität unterstützt hat - wir würden uns freuen, deine Geschichte zu hören!**

Vielen Dank, dass du Teil dieses kreativen Abenteuers bist. Übe weiter, strahle weiter und höre niemals auf, dein künstlerisches Potenzial zu entfalten!

*Niky Jadesson*

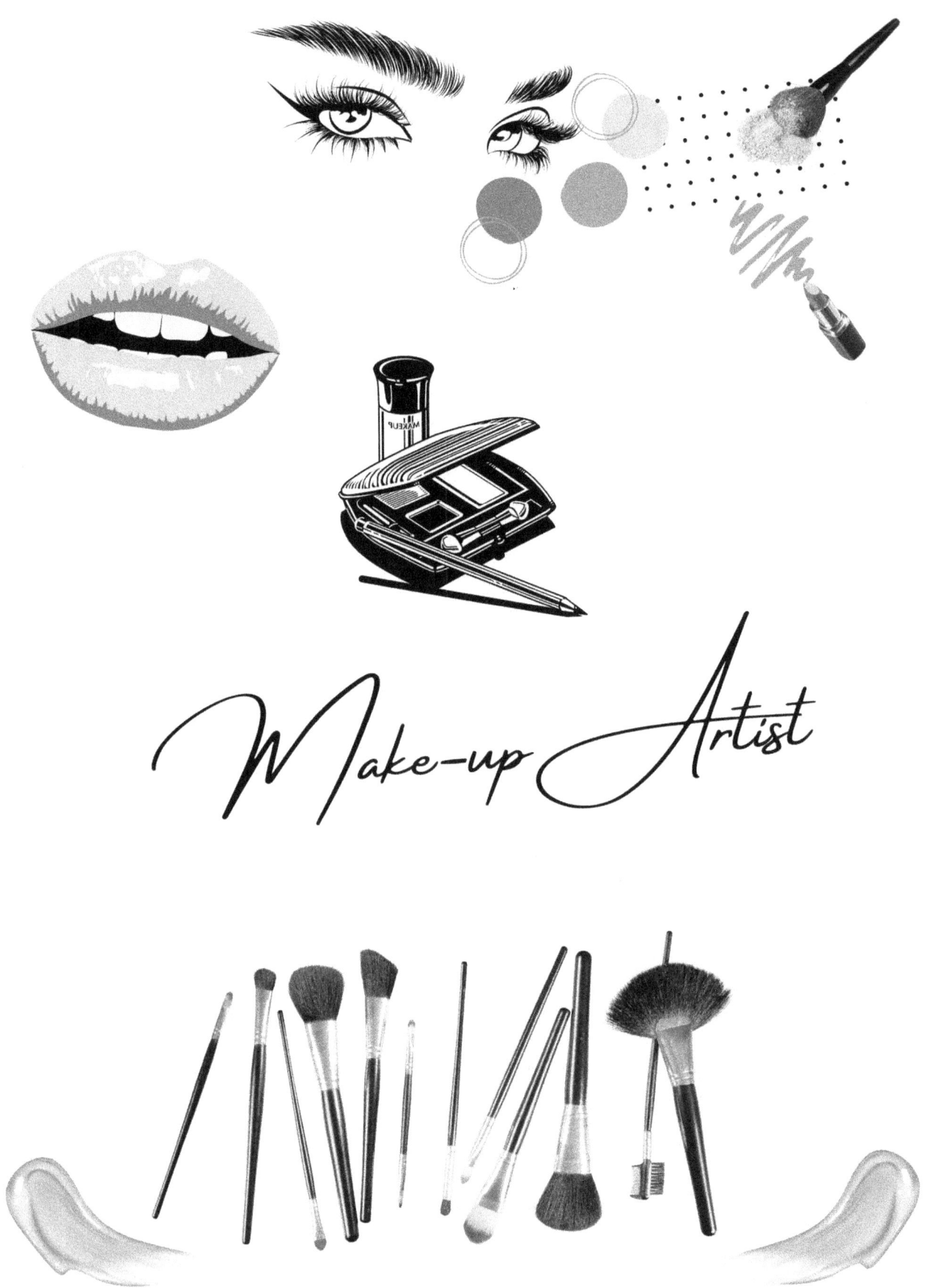

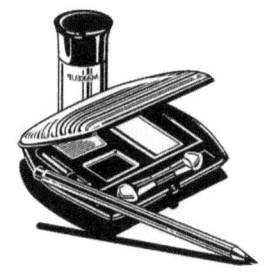
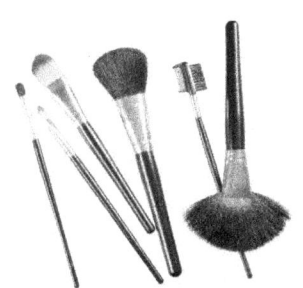

# Danke!
## (Abschlussbotschaft)

**Danke, dass du hier bist!**

Wir hoffen, dass dir dieses Arbeitsbuch gefallen hat und dass du es inspirierend, praktisch und mit Freude genutzt hast.

Deine Unterstützung bedeutet uns die Welt!
Als unabhängiges Publikationsprojekt hilft uns jede Rezension, jedes freundliche Wort oder jeder Vorschlag dabei, weitere Tools für angehende Make-up-Artists wie dich zu entwickeln.

Wenn du Feedback, Anregungen oder einfach ein Hallo teilen möchtest, würden wir uns freuen, von dir zu hören:
nikyjadesson@gmail.com

Du findest außerdem weitere Designs und Varianten dieses Arbeitsbuchs, wenn du nach **Niky Jadesson** auf deiner Lieblingsbuchplattform suchst.

Nochmals vielen Dank, dass du Teil dieser kreativen Reise bist!
Möge deine Kunst mit jedem neuen Look weiter strahlen und wachsen!

*Niky Jadesson*

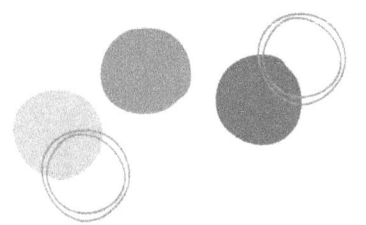
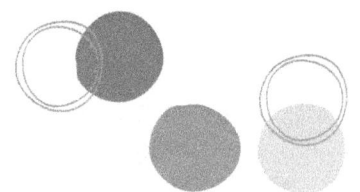

### DANKE, DASS DU DIESES BUCH GEWÄHLT HAST!

Wir schätzen die Zeit, Mühe und Leidenschaft, die du in die Nutzung dieses Arbeitsbuchs investiert hast, sehr. Deine Kreativität inspiriert uns, weitere Ressourcen zu entwickeln, die Wachstum, Selbstvertrauen und Selbstausdruck fördern.

### Wir würden uns freuen, deine Meinung zu hören!

Wenn dir dieses Buch geholfen hat, bedeutet uns deine Rezension unglaublich viel - sie hilft anderen Make-up-Liebhabern, dieses Werk zu entdecken, und unterstützt unsere Mission, mehr zu schaffen.

 **Fühl dich frei, uns zu kontaktieren unter:**
nikyjadesson@gmail.com

### Mehr entdecken?

Du findest weitere Designs und Varianten online, wenn du nach **Niky Jadesson Bücher** suchst.

### Nochmals vielen Dank - und das Wichtigste:

### Übe weiter, strahle weiter und kreiere weiter!

*Niky Jadesson*

# Über die Autorin

**Niky Jadesson** ist eine kreative Autorin und Designerin mit Leidenschaft dafür, Bildung mit Fantasie zu verbinden.

Mit ihrer Liebe sowohl zur Kunst als auch zum Selbstausdruck schafft sie Bücher, die Leserinnen helfen, ihre Kreativität zu erforschen, neue Fähigkeiten zu entwickeln und Freude am Prozess zu haben.

Ihre Inspiration schöpft sie aus der Freude am Lernen, der Schönheit der Verwandlung und dem Funken Selbstvertrauen, der mit Übung entsteht.

Wenn Niky nicht gerade schreibt oder neue Projekte entwirft, genießt sie die Natur, trinkt Tee und sammelt Ideen, wie man Lernen und Kreativität noch spannender gestalten kann.

Ihre Mission ist einfach: Menschen inspirieren und befähigen, sich auszudrücken - Seite für Seite.

Du kannst mehr ihrer Bücher entdecken, indem du online nach „**Niky Jadesson Bücher**" suchst.

# Glossar der Make-up-Begriffe

**Primer** - Ein Basisprodukt, das die Haut glättet und das Make-up länger haltbar macht.

**Foundation** - Ein Produkt, das den Hautton ausgleicht und eine gleichmäßige Basis schafft.

**Concealer** - Zum Abdecken von Unreinheiten, Augenringen oder Makeln.

**Fixierpuder** - Puder, das Foundation fixiert und Glanz reduziert.

**Rouge** - Verleiht den Wangen einen natürlichen Hauch von Farbe.

**Bronzer** - Wärmt den Hautton auf und sorgt für einen sonnengeküssten Effekt.

**Highlighter** - Betont die höchsten Punkte des Gesichts wie Wangenknochen, Brauenbogen und Nase.

**Kontur** - Dunklere Nuancen, die das Gesicht modellieren und definieren.

**Augenbrauenstift/Gel** - Produkte zum Auffüllen und Definieren der Brauen.

**Lidschatten** - Pigmentiertes Puder oder Creme, das auf die Lider aufgetragen wird, um Farbe und Tiefe zu erzeugen.

**Eyeliner** - Definiert die Augen mit Stift-, Flüssig- oder Gelformeln.

**Mascara** - Verdunkelt, verlängert und verdichtet die Wimpern.

**Künstliche Wimpern** - Synthetische oder natürliche Wimpern, die mit Kleber für mehr Dramatik angebracht werden.

**Eye Primer** - Basisprodukt für die Lider, das die Intensität und Haltbarkeit von Lidschatten verbessert.

# Glossar der Make-up-Begriffe

**Winged Eyeliner -** Eyeliner, der nach außen in einer Flügel-Form verlängert wird, für einen markanten Effekt.

**Smokey Eye -** Ein verblendeter, dunkler Lidschatten-Look, der Tiefe und Intensität schafft.

**Lipliner -** Stift zum Umranden und Formen der Lippen.

**Lippenstift -** Farbprodukt, das den Lippen Pigment und Textur verleiht.

**Lipgloss -** Glänzendes, manchmal getöntes Produkt für ein glossy Finish.

**Fixierspray -** Spray, das nach dem Schminken aufgetragen wird, um alles zu fixieren.

**Blenden -** Der Prozess, Farbübergänge weich zu machen und nahtlose Übergänge zu schaffen.

**Cut Crease -** Eine Lidschatten-Technik, bei der die Lidfalte mit kontrastierenden Nuancen betont wird, für mehr Dramatik.

**Natural Look -** Ein weicher, dezenter Make-up-Stil, der die Gesichtszüge betont, ohne stark geschminkt zu wirken.

**Red Carpet Glam -** Ein glamouröser, ausdrucksstarker Stil, der für besondere Anlässe entworfen ist.

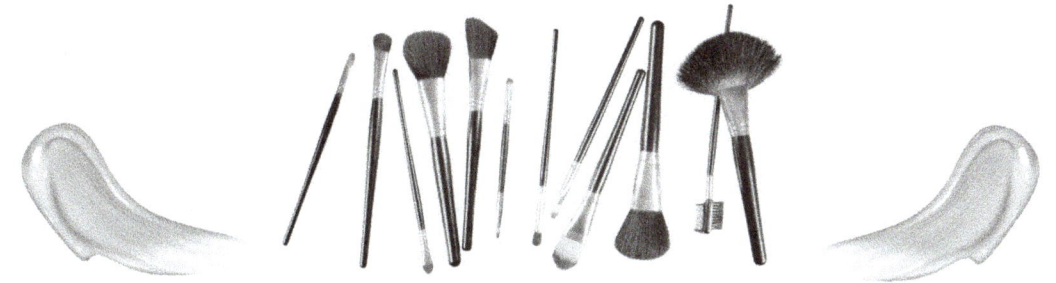

www.ingramcontent.com/pod-product-compliance
Lightning Source LLC
Chambersburg PA
CBHW081200020426
42333CB00020B/2577